Otti Krempel

Balancetraining für einen Superbody

- Die besten Workouts mit dem Aerostep & Co.
- Intensives Fatburning durch Training der Tiefenmuskulatur

midena

Inhalt

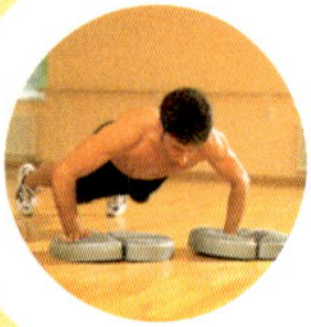

Aero-stepping – was ist das eigentlich ?

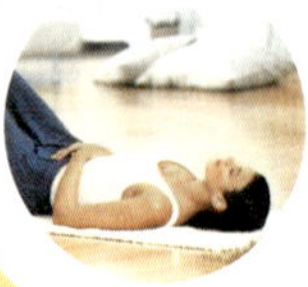

Schönheit und Erfolg beginnen im Kopf

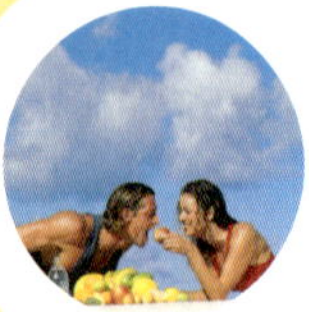

Bodyshaping durch Bewegung und richtige Ernährung

Trainieren mit Erfolg

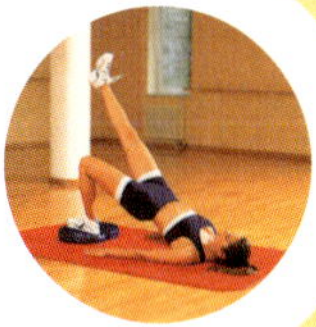

Aero-step-Übungen für den ganzen Körper

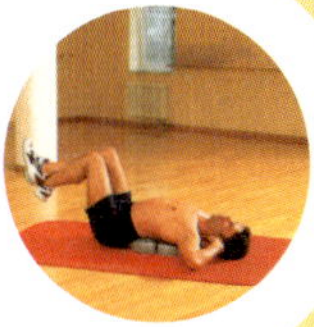

Die natürliche Balance finden

Leider klafft zwischen Traum und Wirklichkeit meistens ein ganz großer Spalt: So hat im Durchschnitt jeder Bundesbürger in den letzten 20 Jahren einiges zugenommen und wiegt etwa fünf Kilogramm mehr.

Schöne schlanke Beine, ein flacher Bauch und gut geformte Arme – wer wünscht sich nicht so eine Traumfigur?
Wenn man bedenkt, mit wie vielen Diäten, Fitness-Programmen und Wundermitteln wir in diesen 20 Jahren beglückt worden sind, dürfte eigentlich kein Mensch mehr über Kummerröllchen, Rettungsringe oder Orangenhaut verfügen und die gesamte Nation müsste rank und schlank durchs Leben gehen. Offensichtlich hapert es mit den Schlankheitswundern ganz gewaltig, und viele Mittelchen müssten wegen Volksverdummung eigentlich sofort aus dem Verkehr gezogen werden.

Selbstdisziplin wirkt Wunder

Dieses Buch gehört aus diesem Grund keinesfalls in die oben erwähnte Wunderkategorie. Es kann nur all denen helfen, auf gesunde Art und Weise Fett abzubauen und eine sportlich-schlanke Figur zu bekommen, die bereit sind, regelmäßig und konsequent ein Trainingsprogramm durchzuführen.
Das erfordert Disziplin und eisernen Willen, Selbstüberwindung und eine Umstellung des Lebensstils – weg von Sitzmöbeln hin zur Aktivität. Keine leichte Sache also, sondern ein Trainingsprogramm, das neben körperlicher Leistung auch noch »Kopfarbeit« erfordert, denn jede echte Veränderung findet zunächst im Gehirn durch Umdenken, Umlernen und Neulernen statt. Nur wenn Sie dazu bereit sind, sollten Sie weiterlesen bzw. weitermachen.

Aero-stepping – ein Gesamtkonzept

Aero-stepping – so heißt das neue Fit-und-Fun-Konzept, mit dem sich sowohl körperliche als auch seelische und geistige Fitness schon nach kurzer Zeit erreichen lassen. In der Ausgewogenheit der drei Säulen der Fitness – Körper, Seele und Geist – liegt das Geheimnis des Erfolges beim »Bodyshaping«, weil neben dem Körper eben auch die Seele und der Geist in Form gebracht werden.

Wer sich ausgeglichen und ausbalanciert fühlt, lebt entschieden stressfreier und macht sich weniger Sorgen. Je unbeschwerter man lebt, desto weniger Gewicht legt man vielen Alltagsproblemen auf, was nicht heißt, dass man sich keine Gedanken macht und sorgenfrei in den Tag lebt. Es heißt nur, dass die »Gewichtung« vieler Dinge sich verschiebt, womit nicht zuletzt auch die Gewichtung des eigenen Körpers gemeint ist.

Ein verbissener Kampf gegen Extrapfunde macht meist nur vorübergehend schlanker – und keinesfalls schöner, denn schlechte Laune und Frustration wirken nun mal nicht gerade attraktiv. Training mit dem Aerostep ist ein sanfter Weg, Körper und Seele ins Gleichgewicht zu bringen und dabei abzunehmen.

Mehr Lebensqualität und Fitness

Wer sich zu viele Gedanken über sein Körpergewicht macht, hat oftmals kaum eine Chance, von diesem Gewicht herunterzukommen, es sei denn mit viel Aufwand und ungeheurer Disziplin. Dann bleibt allerdings für die anderen Dinge des Lebens nur noch wenig Zeit, sodass die Konzentration auf den Körper fast immer mit einem Verlust an Lebensqualität an anderer Stelle verbunden ist. Diese Unausgewogenheit muss aber nicht sein, weshalb mit »Aero-stepping« neue Maßstäbe für das intelligente Trainieren gesetzt werden.

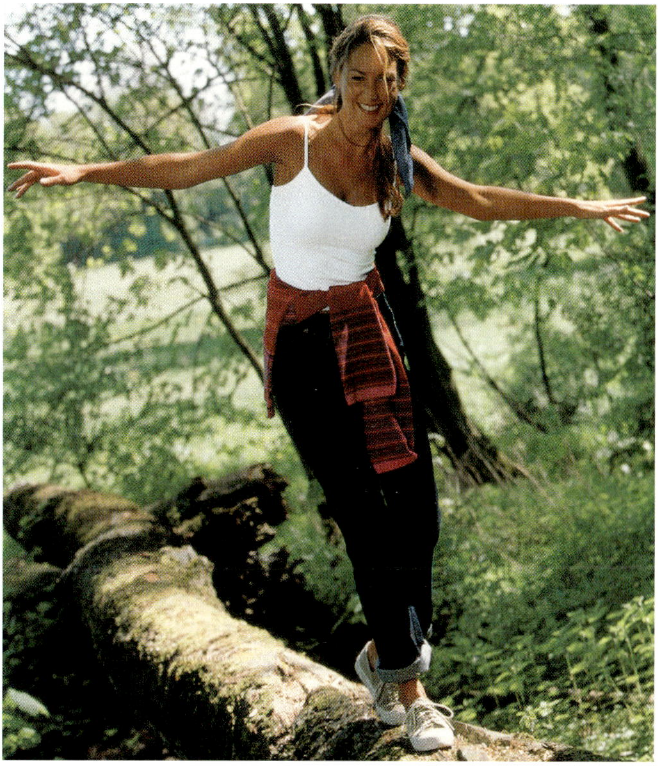

Das Ergebnis wird dann nicht lange auf sich warten lassen – den Erfolg können Sie dann nicht nur buchstäblich messen, sondern Sie werden sich in jeder Beziehung besser fühlen: leichter, beschwingter, leistungsfähiger und total gut drauf. Noch Zweifel? Probieren Sie es aus, es klappt garantiert!

»Aero-stepping« –
was ist das eigentlich ?

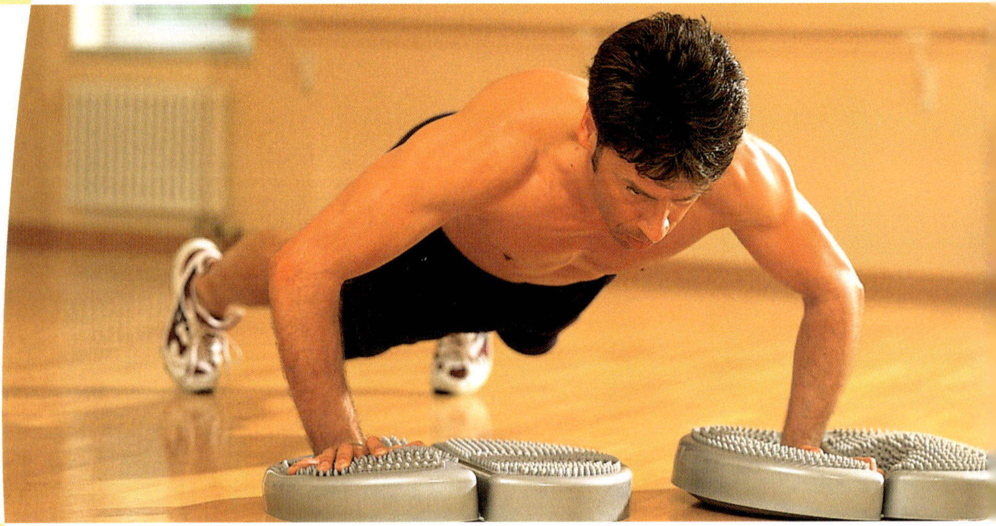

Aero-stepping stellt die Harmonie von Körper und Geist in kürzester Zeit wieder her und sorgt für ein ausgewogenes Gleichgewicht – im wahrsten Sinne des Wortes.

Spaß mit einer Prise Ernst

Aero-stepping findet auf dem »Aero-step« statt, einem patentierten Luftkissen mit zwei Kammern, dessen Oberfläche mit hunderten von Noppen bestückt ist. Das instabile Luftkissen sorgt dafür, dass der Körper bei allen Übungen um das Gleichgewicht kämpfen muss. Jede noch so kleine Gewichtsverlagerung muss sofort ausgeglichen werden, wenn die Übung als gelungen gelten soll. Da kein Mensch zweimal hintereinander die gleiche Bewegung hundertprozentig genau durchführen kann, kommt es beim Training auf dem Aero-step ständig zu reflektorisch gesteuerten Ausgleichsbewegungen, die ein hohes Maß an Überraschungen in sich bergen. Mehr oder weniger gewollt entsteht dabei das, was man als »Bewegungswitz« bezeichnet, sodass man oft unwillkürlich lachen muss.

Balance halten mit Humor

Aero-stepping sollt man deshalb auch nur mit dem entsprechenden »Bierernst« durchführen, wobei die nötige Portion Humor, die bei keinem Training fehlen sollte, hier quasi schon im Gerät eingebaut ist. Wenn Sie also öfter mal unwillkürlich »huch« oder »upps« sagen müssen und gleichzeitig dabei in unnatürlichen Positionen um Ihr Gleichgewicht kämpfen, nehmen Sie es nicht tragisch – das passiert wirklich jedem, der mit dem Aero-step trainiert.
Ärgern Sie sich unter keinen Umständen, sondern freuen Sie sich jedes Mal darüber, dass genau in diesen Überraschungsmomenten Ihr Zentralnervensystem außerordentlich gut gelernt hat. Wenn Sie dabei auch noch lachen, setzen Sie viele positiv wirkende Hormone frei, die Sie strahlender und jünger machen.

Mit jeder ungewohnten (selbst wenn eher unfreiwilligen) Bewegungskombination tragen Sie zur Leistungsverbesserung Ihres Nervenkostüms bei – Sie werden auf diese Weise jedes Mal ein bisschen intelligenter.

Propriozeptives Training mit »Aero-stepping«

Aero-stepping beinhaltet das, was in der Physiotherapie mit »propriozeptivem Training« bezeichnet wird. Unter Propriozeptoren versteht man spezielle Bewegungsorgane, die in Gelenken, Muskeln, Sehnen und Bändern eingelagert sind. Es sind Eigenwahrnehmungsorgane des Bewegungssinnes, die Auskunft über die Lage und Stellung der Gelenke im Raum sowie über den Spannungszustand der Muskeln geben. Sie regulieren blitzartig das Zusammenspiel der an einer Bewegung beteiligten Organe, damit eine vernünftige und zielgerichtete Handlung entstehen kann. Diese Regulierung erfolgt normalerweise so schnell, dass sie gar nicht bewusst wahrgenommen wird.

Den Überraschungseffekt überwinden

Um dieses komplizierte System verstehen zu können, sollten Sie sich vielleicht mal kurz erinnern: Wie ist es Ihnen ergangen, als Sie mal über etwas gestolpert sind und dabei fast hingefallen wären? Der nicht erwartete Stolperreiz (Ausrutschen im Bad, der berühmte Schritt auf die Bananenschale oder das Umknicken auf einer unebenen Straße) hat Sie schlagartig aus dem Gleichgewicht gebracht. Da Sie wahrscheinlich unter keinen Umständen unsanft auf einem harten Boden aufschlagen wollten, haben Sie in Bruchteilen von Sekunden alles unternommen, um Quetschungen, blaue Flecken und ähnliche unangenehme Folgen zu vermeiden. Mit oftmals akrobatischen Verrenkungen schafft man es dann, einen Sturz zu verhindern (manchmal geht es allerdings auch schief).

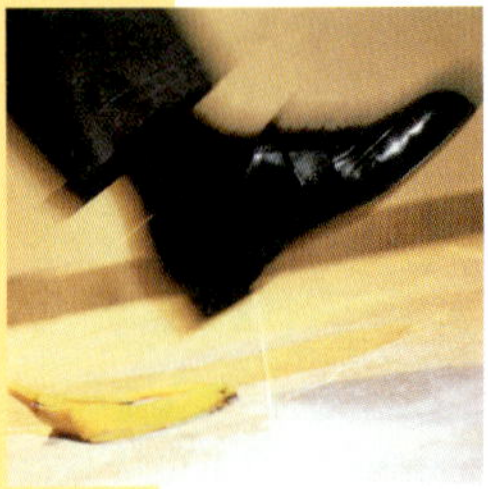

Hinterher kann man dann kaum sagen, was man genau unternommen hat, um ein Unglück zu verhindern, und erst durch mehrmaliges erneutes geistiges Durchlaufen des Ereignisses kann man sich in etwa erinnern, was passiert ist. Auf jeden Fall hat der Körper in diesem Augenblick unglaublich schnell reagiert.

Die Regulation plötzlicher Bewegungen erfolgt meistens über das unwillkürliche, vom Rückenmark und Gehirn reflexartig gesteuerte Bewegungssystem. Auch diese unbewussten Reaktionen lassen sich trainieren.

Die Reaktionen werden schneller

Genau diese schnellen Reaktionen werden beim Training auf dem Aero-step ständig provoziert, sodass das Nervensystem auf Hochtouren läuft. Da die Nerven aber keinerlei motorische Reaktionen ohne Muskeleinsatz erzielen können, kommt es gleichzeitig zu einer starken Aktivierung von Muskelfasern, ausgelöst vor allem durch die Gelenkstellung der Füße und Knie.

Jede noch so kleine Verschiebung des Gleichgewichts in diesen Gelenken hat große Ausgleichsbewegungen in den anderen Gelenken zur Folge, vor allem natürlich in der Wirbelsäule, die gelegentlich (vor allem am Anfang) mit größeren Ausschlägen reagieren muss. Selbstverständlich kommt es zu guten Anpassungs- und Gewöhnungsreaktionen, oftmals sogar erstaunlich schnell, weil die erhöhte Alarmbereitschaft der Propriozeptoren eine verstärkte Aktivierung der Muskeln bewirkt.

Aero-stepping – der ideale Kalorienfresser

Diese stark erhöhte Aktivität von Nerven und Muskeln führt natürlich anfänglich zu einer schnellen Ermüdung. Beim Aero-stepping kommt es also zu einer wesentlich verbesserten Koordination, die den Körper zu deutlich höheren Leistungen befähigt. Die verbesserte motorische Bahnung äußert sich unmittelbar in höheren Leistungsgewinnen: stabile Gelenke, schneller Muskelaufbau, schnelle Reaktionen und große innere Ruhe und Gelassenheit. Dabei wird wesentlich mehr Energie verbraucht als beim Training auf festem Untergrund, da der Körper eine deutlich erhöhte Anzahl von Muskelfasern bei allen Übungen einsetzen muss, um das Gleichgewicht zu bewahren. Auf diese Art und Weise werden natürlich auch mehr Kalorien verbrannt als bei vergleichbaren Übungen auf dem Boden.

Aufrechte Haltung, offene und großzügige Gestik sowie zielgerichtete Bewegungen strahlen Selbstbewusstsein, Gesundheit und Harmonie der Persönlichkeit aus – diese Faktoren kann ein Bewegungskonzept wie Aero-stepping stärken.

Ein intelligentes Trainingskonzept

Intelligenz wird nach wie vor meistens mit mathematisch-naturwissenschaftlichen oder sprachwissenschaftlichen Denkvorgängen gleichgesetzt. Dabei spielen andere Intelligenzen, wie etwa die soziale oder emotionale Intelligenz oder die künstlerisch-musische sowie die Bewegungsintelligenz, im täglichen Leben eine genauso wichtige Rolle. So wirken bewegungsunsichere Menschen häufig tollpatschig und eingeschüchtert – ihre Körpersprache drückt oft ihre innere Unsicherheit durch fahrige und eingeschränkte Mimik oder Gestik aus. Menschen mit einem gesunden Selbstbewusstsein dagegen verfügen in der Regel auch über ein bewegungssicheres Auftreten.

Körper und Geist stärken

Somatische (körperliche) und geistig-seelische Intelligenz sind sehr nahe Verwandte, eine Tatsache, derer sich vor allem Führungskräfte in der Wirtschaft sehr bewusst sind. Viele Menschen in Leitungspositionen trainieren nicht nur der Gesundheit oder des besseren

Aussehens wegen (obwohl diese Aspekte von herausragender Bedeutung sind), sondern weil sie sich über die wechselseitige Beeinflussung von körperlichem und geistigem Wohlbefinden im Klaren sind. Wenn der Körper krank ist, leidet die Seele, wenn die Seele unzufrieden ist, reagiert der Körper mit Krankheit. Intelligent trainieren heißt also, sich die Zusammenhänge von körperlicher und geistig-seelischer Gesundheit vor Augen zu führen, um durch entsprechende Maßnahmen alle Bedürfnisse zu befriedigen.

»Mens sana in corpore sano« (In einem gesunden Körper soll ein gesunder Geist stecken) heißt ein viel zitierter Ausspruch des römischen Dichters Juvenal. Er gewinnt heute wieder Aktualität, da man dem engen Zusammenhang von Körper und Psyche mehr Aufmerksamkeit schenkt und auf ganzheitliche Konzepte setzt.

Der Körper braucht wechselnde Bewegungsreize

So wie der Geist täglich neue Nahrung braucht, um nicht zu verkümmern, braucht auch die Bewegungsintelligenz immer wieder neue Anreize, um in Höchstform zu kommen. Die »Bewegungsnahrung« sollte dabei ebenso wie eine gesunde Ernährung sehr abwechslungsreich und gehaltvoll sein. So wie »junk-food« und lieblose Essenszusammenstellung sich nachdrücklich negativ auf die Gesundheit auswirken, so bedeuten einseitige Bewegungen (z. B. im Beruf oder in der Freizeit) und Bewegungsarmut, wie sie leider in den meisten modernen Industrienationen vorgeprägt sind, eine zunehmende Aushungerung der Bewegungsintelligenz.

Es gibt nicht nur geistige Intelligenz

Die Bewegungsarmut mindert nicht nur die körperliche Leistungsfähigkeit und kann schon gar nicht durch rein geistige Leistungen aufgefangen werden kann – die Fähigkeit, mathematische Gleichungen besser lösen zu können, ersetzt in keiner Weise die Fähigkeit, sicher über die Straße zu gehen oder beim Skifahren heil die Piste hinunter zu kommen. Ebenso wenig nimmt man durch reines Nachdenken ab oder kann man durch reine geistige Tätigkeit gesund bleiben.

Erst wenn die Muskeln in Aktion gesetzt werden, kann man vernünftig und gesundheitsorientiert das Gewicht kontrollieren, ohne Muskelschwächen und die damit verbundenen gravierenden Erkrankungen des Bewegungsapparates in Kauf nehmen zu müssen.

Aero-stepping wirkt auf die Reflexzonen

Der Aero-step bietet eine weitere Besonderheit, den nur wenige andere Trainingsgeräte haben: Er stimuliert und massiert die Reflexzonenpunkte der Fußsohlen und der Handflächen während vieler Übungen.
Hunderte von abgerundeten Noppen auf der Oberfläche des Luftkissens sorgen für eine wohltuende Stimulation der Reflexzonen auf der Haut. Dazu trainiert man am besten barfüßig oder mit Socken bzw. man legt die bloßen Hände auf den Aero-step.

Spezialtipp

Wenn man die Noppenmassage verringern möchte, die nach einigen Minuten spürbare Ergebnisse bringt, legt man am besten ein Handtuch auf den Aero-step bzw. zieht Turnschuhe an.

Die Durchblutung wird gesteigert

Die durchblutungsfördernde Wirkung und die Anregung des gesamten Stoffwechsels werden durch die höhere Gewichtsbelastung im Stand natürlich intensiviert, während Übungen im Sitzen bzw. mit geringem Druck eine eher entspannende und stressreduzierende Funktion haben. Das gilt auch für die Handübungen, bei denen durch Verlagerung des Oberkörpers nach vorne die Druckwirkung verstärkt, bei Verlagerung des Oberkörpers nach hinten die Druckwirkung reduziert wird.

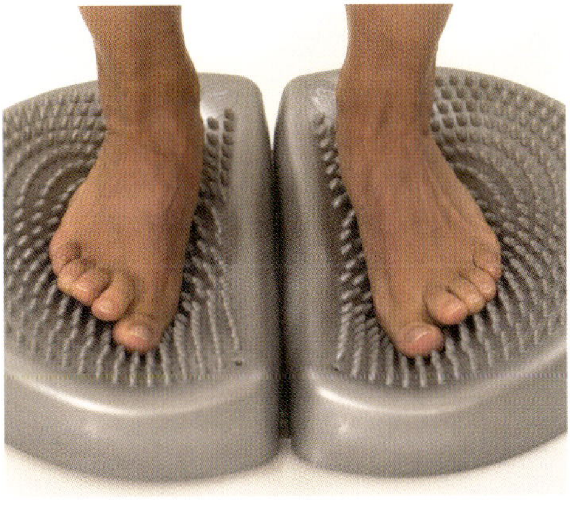

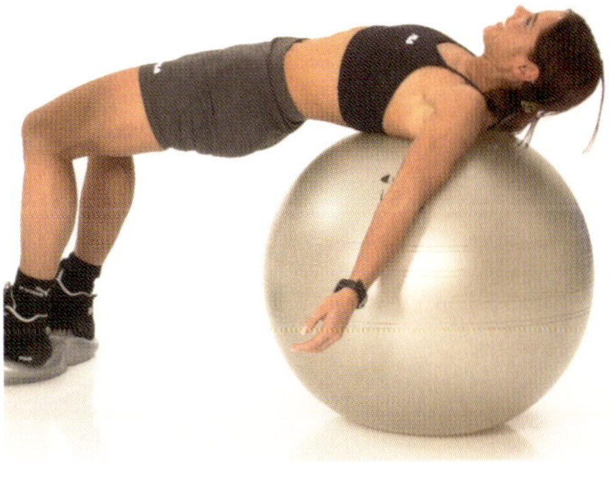

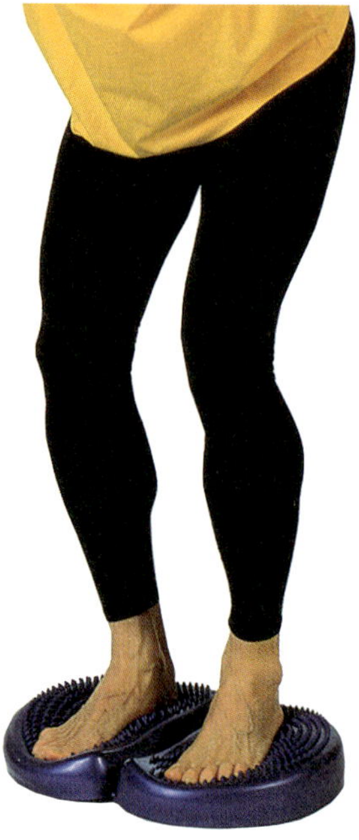

Gezielte Massage für die Füße

Die Massagewirkung kann man verstärken bzw. abschwächen, indem man mit dem ganzen Körpergewicht im Stand auf dem Aerostep trainiert oder indem man die Gewichtsbelastung dadurch verringert, dass man sich auf einen Stuhl bzw. auf einen Powerball setzt und die Füße durch sanftes Bewegen in alle Richtungen durchmassiert.

Stimulation für alle Körperorgane

Das Reflexzonentraining macht sich bereits nach wenigen Minuten durch ein deutliches Wärmegefühl in Füßen und Beinen und durch ein leises Prickeln auf der Haut bemerkbar. Meistens verspürt man den instinktiven Wunsch, bestimmte Stellen auf den Fußsohlen intensiver zu bearbeiten, bzw. man empfindet bestimmte Positionen als besonders angenehm. Diesem Instinkt sollte man ganz einfach nachgeben, denn der Körper weiß sehr genau, welche Reflexpunkte besondere Aufmerksamkeit benötigen.

Das Reflexzonentraining wirkt sich auf alle Körperorgane aus, d.h. es werden auch Leber und Niere, Magen und Darmtrakt, die Herz-Kreislauf-Organe, die Muskeln und auch das Gehirn über die Nervenpunkte auf den Fußsohlen bzw. den Handflächen stimuliert. Manchmal kann sich das in deutlich hörbaren Gurgel- oder Gluckergeräuschen des Magen-Darm-Traktes äußern, gelegentlich erlebt man kleine »flashs« in Form von Energieströmen, die durch bestimmte Körperteile fließen.

Erfrischend auch ohne Theorie

Es ist eigentlich nicht erforderlich, sich intensiv mit den Reflexpunkten und den ihnen zugehörigen Reflexzonen und -bahnen zu beschäftigen – auch wenn dieses Wissen hoch interessant und sehr lehrreich ist –, aber beim Training mit dem Aero-step werden alle Punkte stimuliert. Das zeigt sich unter anderem darin, dass man sich nach einiger Zeit sehr erfrischt, manchmal sogar wie aufgepulvert fühlt, allerdings kann durchaus auch die gegenteilige Wirkung auftreten, nämlich dass man sehr müde wird und sich geistig total ausgehöhlt fühlt. Beide Reaktionen sind gut und sind als unmittelbare Folge des Trainings als völlig »richtig« und angemessen zu werten, auch wenn es sich scheinbar widerspricht. Wer wie auf das Training mit dem Aero-step reagiert, ist zunächst nicht vorauszusagen, und die Reaktionsweise wird sich im Laufe des Trainings vermutlich verändern.

Natürlich kann man sich mit dem Aero-step richtig auspowern und ins Schwitzen kommen. Durch die milde Stimulation der Reflexzonen kann ein leichtes Training aber auch anregend und erfrischend wirken – genau das Richtige nach Büro- oder Haushaltsstress.

Besser meiden – heiße Sohlen

Gerade beim Reflexzonen-Training ist darauf zu achten, dass man die Trainingsintensität nicht übertreibt. Spätestens zu dem Zeitpunkt, an dem das wohlige, prickelnde Gefühl in brennende Hitze und heiße Fußsohlen umschlägt, sollten Sie mit dem Barfuß-Training aufhören und Schuhe anziehen. Achten Sie deshalb darauf, dass während des Trainings das Gefühl des Wohlbefindens und der angenehmen Stimulation beibehalten wird.

Schönheit und Erfolg beginnen im Kopf

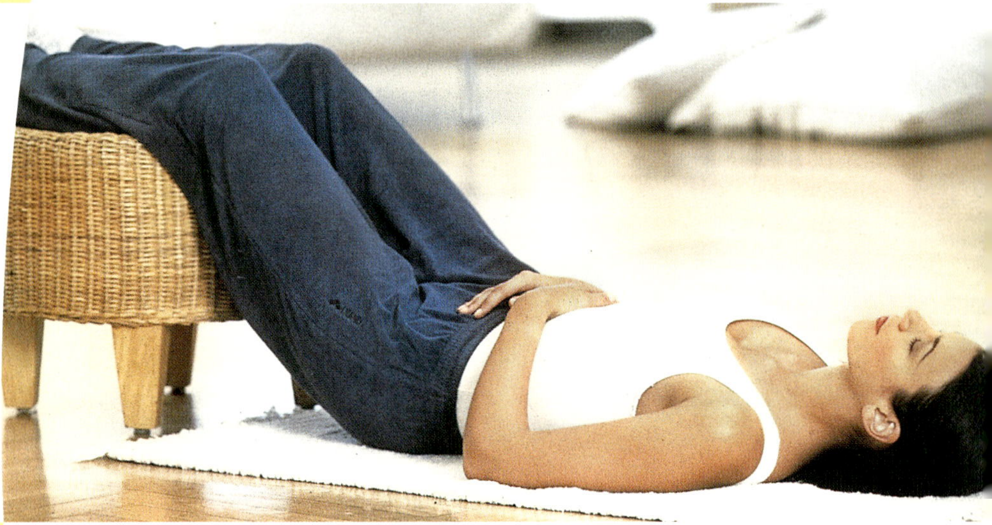

Wer attraktiver werden will, muss diesen Prozess zuerst im Kopf programmieren, denn unsere Gedanken bestimmen unser Handeln. Abnehmen und sich wohlfühlen heißt die Formel fürs Body- und Brain-Shaping durch Training auf dem Aero-step.

Selbstakzeptanz – der Schlüssel zum Wohlbefinden

Das größte Problem stellt beim Abnehmen eigentlich immer die mangelnde Selbstakzeptanz dar. Wer sich selbst als zu dick, zu dünn, zu klein, zu wabbelig, zu unproportioniert, zu alt, zu faltenreich usw. wahrnimmt und ständig an sich selbst herummäkelt, wird es kaum schaffen, Schönheit in und an sich selbst zu finden. Wenn man sich selbst aber nicht leiden kann und sich ständig selbst kritisiert, füttert man seinen Kopf ununterbrochen mit negativen Botschaften.

Dieser »Gedankenmüll« entwickelt dann nach und nach eine eigenständige Dynamik, nämlich dergestalt, dass man immer wieder die gleichen Gedanken denkt und sie in ähnlicher Form unablässig ins Bewusstsein treten.

Da das Gehirn - und hier vor allem das Unterbewusstsein – praktisch nicht zwischen Realität und Traum unterscheiden kann, wird es die immer wiederkehrenden Gedanken als Realität akzep-tieren, d.h. man ist dann tatsächlich irgendwann so, wie man sich denkt (zu dick, zu dünn, zu klein etc.).

Um erfolgreich am Selbstbild zu arbeiten, sind neben den Gymnastikübungen immer auch Übungen für das Gehirn angeführt, denn wenn der Kopf gegen den Körper arbeitet, funktioniert das beste Trainingsprogramm nicht.

Ausbrechen aus fruchtlosen Gedankenkreisen

Ähnlich wie ein Hamster in seinem Laufrad ist man zwar gedanklich immer in Bewegung, aber man bewegt sich nicht von der Stelle. Auf diese Weise kann keine Veränderung eintreten, zumindest keine, die Verbesserung verspricht.

Deshalb ist es sehr wichtig, sich zunächst einmal mit den eigenen Gedanken und Gefühlen zu beschäftigen, um ein möglichst positives Selbstbild zu schaffen. Bevor man also anfängt, den Körper in Form zu bringen, muss zunächst das Bewusstsein geformt werden. Da man seine eigenen Gedanken jederzeit beeinflussen kann, sollte man sich also zuerst einmal vorstellen, was man denken will, um dann die gewünschten Gedanken so oft zu wiederholen, dass sie zur Tatsache werden.

Das richtige Körperbild

Dazu gehört an erster Stelle, dass man damit aufhört, sich ein falsches Körperbild zu machen, indem man sich mit gängigen Schönheitsidealen vergleicht, möglichst noch magersüchtige Models als Idealfigur ansieht und daraufhin beginnt, den eigenen Körper mit fürchterlichen Diät- oder Sportprogrammen zu quälen. Auf diese Weise züchtet man Selbsthass, anstatt auf Wohlbefinden ausgerichtete Eigenliebe zu programmieren. Dementsprechend bringt die »Idealfigur-Quälmaschinerie« meistens gesundheitsschädigende Ergebnisse, die sich in Krankheiten, Schmerzen, Unwohlsein und psychischem Frust äußern.

Unwohlsein und Krankheit können natürlich nicht Ziel dieses Buches sein. Ziel dieses Trainingsprogramms ist es, dass Sie sich rundum wohl fühlen, dass Ihnen das Leben Spaß macht und dass Sie jede Sekunde Ihres Daseins genießen.

Falls Sie jetzt der Überzeugung sind, dass Sie dieses Ziel nicht erreichen können, haben Sie mit Sicherheit recht. Falls Sie der Meinung sind, dass Sie dieses Ziel erreichen können, haben Sie mit Sicherheit auch recht – denn sowohl im geistigen als auch im körperlichen Bereich kommt es nur darauf an, welche Einstellung Sie zu sich und Ihrem Leben haben.

Die Macht der inneren Einstellung

Wie sehr unsere innere Einstellung auch nach außen wirkt, kann jeder feststellen, der an einem Tag voll guter Laune und innerem Schwung die Reaktionen seiner Mitmenschen beobachtet: Fast jeder scheint freundlicher und interessierter auf uns zuzugehen als an Tagen, an denen wir niedergeschlagen und voller Selbstzweifel sind.

Überzeugungen und innere Einstellungen bestimmen, was und wie wir denken und handeln. Wenn Sie z. B. der Meinung sind, Ihr Körper sei nicht schön, werden Sie mit allem, was Sie tun und sagen, genau diese Überzeugung zum Ausdruck bringen. Vermutlich lenken Sie sogar die Aufmerksamkeit Ihrer Freunde und Kollegen noch auf Ihre Fehler, indem Sie sich darüber beklagen, dass Sie zu dick seien, dass Ihre Oberschenkel Cellulite haben und dass Sie Kleidergröße 44 brauchen. Auf diese Weise wiederholen Sie ständig Ihre negativen Gedanken und programmieren sich selbst auf Hässlichkeit, sowohl bewusst als auch unterbewusst.

Wie bereits gesagt: Vor allem das Unterbewusstsein unterscheidet nicht zwischen Wunsch und Realität. Wenn Sie sich also immer selbst sagen, dass Sie nicht o.k. sind, dass Sie sich nicht gefallen oder dass Sie zu dick sind, werden Sie genau dieses Ergebnis selbst herbeidenken bzw. herbeireden.

Übung: Positive Selbstbeeinflussung

Nein, lesen Sie hier nicht weiter – stehen Sie auf und stellen Sie sich vor einen Spiegel – dieses Buch ist kein Lesebuch, sondern ein Aktionsbuch. Wenn Sie nicht handeln, werden Sie nichts an sich selbst oder Ihrem Leben verändern!

- Stellen Sie sich vor einen möglichst großen Spiegel und betrachten Sie sich intensiv von allen Seiten. Sehen Sie genau hin: Betrachten Sie Ihren Kopf, die Form Ihres Brustkorbes, die Länge und Form von Armen und Beinen, die Form der Wirbelsäule, Ihre Taille, Ihre Hüfte, Ihr Gesäß ....

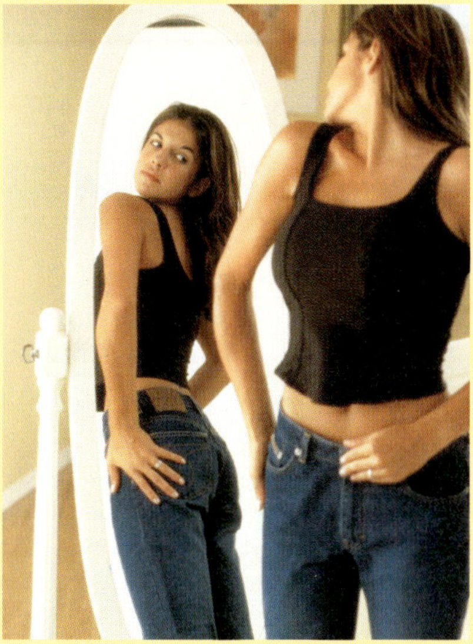

- Betrachten Sie sich in aller Ruhe mehrere Minuten lang und registrieren Sie, was Sie denken. Wahrscheinlich mäkeln Sie ununterbrochen an sich herum, weil Ihnen irgendetwas an Ihrer Figur nicht gefällt. Hören Sie sofort damit auf und geben Sie Ihren Gedanken eine neue Richtung, indem Sie sich so, wie Sie jetzt sind, voll und ganz akzeptieren.

- Schauen Sie sich im Spiegel tief in die Augen und sagen Sie zu sich selbst: »Ich liebe mich, so wie ich bin.« Wiederholen Sie diesen Satz mindestens 100-mal, nicht nur heute, sondern in den nächsten Wochen und Monaten tausendmal, bei jeder Gelegenheit. Sagen Sie es laut und deutlich, und zwar so lange, bis Sie es wirklich glauben und fest davon überzeugt sind. Erst dann werden die nachfolgenden Übungen ihre volle Wirkung entfalten.

- Vielleicht werden Sie am Anfang noch das Gesicht verziehen, wenn Sie sich selbst sagen, dass Sie sich lieben, vielleicht fangen Sie nach kurzer Zeit an zu lächeln oder zu lachen – gut so! Lächeln macht schön und lachen macht glücklich und gesund – so haben Sie schon die erste Hürde für Ihr neues Lebensgefühl und für Ihre neue Figur geschafft.

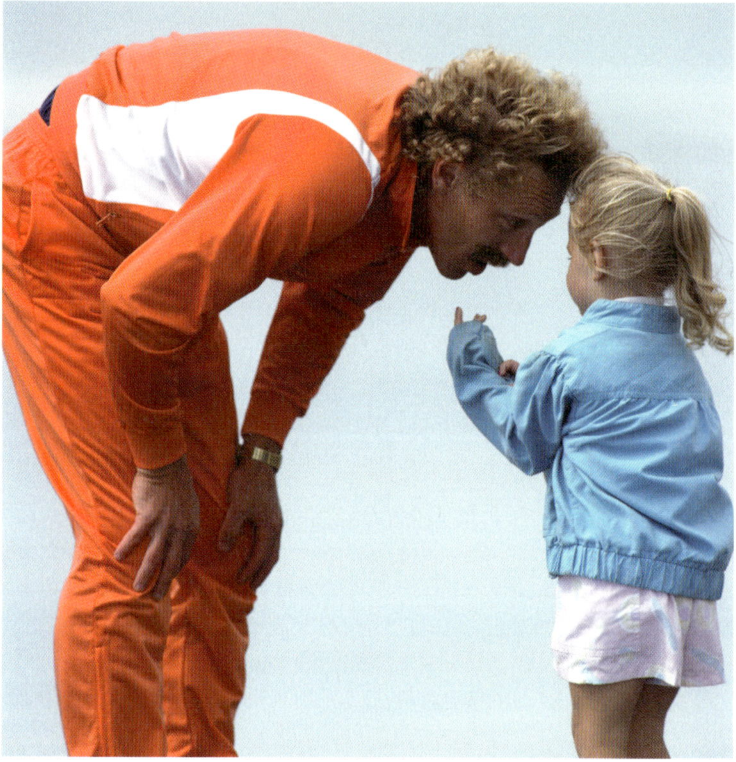

Negative Denk- und Verhaltensmuster, die einem als Kind eingetrichtert wurden, lassen sich nur mit viel Mühe wieder ablegen.

Alte Vorurteile ablegen

Erinnern Sie sich mal einen Augenblick an Ihre Kindheit und an Ihre Schulzeit. Wie oft mussten Sie erleben, dass Erwachsene Ihnen Gedanken und Gefühle »eingebläut« haben, die Sie als unangenehm und für Sie nicht zutreffend empfunden haben. Hat man Ihnen vielleicht gesagt, Sie hätten kein Talent für Mathematik, Sie hätten zwei linke Hände, Sie seien ungeschickt und Sie könnten dieses und jenes ohnehin nicht richtig machen?

Vermutlich haben Sie solche negativen Bestätigungen nicht nur einmal, sondern sogar sehr oft gehört, so oft, bis Sie selbst davon überzeugt waren, auf manchen Gebieten nichts wert oder zumindest weniger wert als andere zu sein. Solche Denk- und Verhaltensmuster muss man als Erwachsener mit viel innerer Kraft und noch mehr Ausdauer ablegen.

Programmieren Sie Ihr Gehirn auf Erfolg

Umgekehrt funktioniert das Programmieren des Gehirnes aber auch im gewünschten positiven Sinn: Sagen Sie sich also jeden Tag (wirklich jeden Tag) so oft wie möglich, dass Sie schön und schlank sind, dass Sie sich in Ihrer Haut wohl fühlen und dass Sie ein wundervolles Leben führen. Programmieren Sie Ihre Gedanken durch immer wiederkehrende »Affirmationen« (Affirmationen sind Bestätigungen, die unser Unterbewusstsein überzeugen) auf das gewünschte Ergebnis.

Sagen Sie wörtlich:

- »Ich bin schön und schlank und fühle mich vollkommen wohl in meinem Körper«
- »Ich habe einen perfekten Körper und liebe mich so, wie ich bin«
- »Ich akzeptiere meinen Körper voll und ganz und führe ein wundervolles Leben«

Spezialtipp

Formulieren Sie Affirmationen niemals negativ (»Ich bin nicht mehr zu dick, zu träge etc.«), denn Ihr Unterbewusstsein kann auf eine positiv formulierte Zuschreibung viel effektiver reagieren.

Im Hier und Jetzt schwelgen

Sprechen Sie bewusst in der Gegenwart, nicht in der Zukunft (kein »Ich werde schlank«, »Ich werde schön«), denn damit erreichen Sie das gewünschte Ergebnis nicht in absehbarer Zeit.

Handeln und denken Sie so, als ob Sie schlank und schön wären, weil Sie schlank und schön sind. Das Unterbewusstsein ist auf die Gegenwart fixiert, auf Ihre jetzigen Gefühle und nicht auf die, die Sie in Zukunft empfinden. Deshalb ist es wichtig, dass Sie sich jetzt so fühlen, wie Sie sich fühlen wollen.

Haben Sie Geduld mit sich

Natürlich ist es nicht einfach, diese Einstellung zu bekommen und sie dann auch noch zu behalten. Dazu bedarf es der immer wiederkehrenden Bestätigungen. Oftmals dauert es Monate, bis man die Selbstzweifel und die penetrant wieder auftretenden negativen Gedanken überwindet.

Aber geben Sie bitte nicht auf – Ausdauer und Zähigkeit machen sich wirklich bezahlt. Überschütten Sie sich täglich mit positiven

Gedanken, machen Sie sich jeden Tag selbst ein Kompliment und überzeugen Sie sich innerlich, dass Sie ein sehr wertvoller und in jeder Beziehung schöner Mensch sind. Sie sind einzigartig, es gibt Sie nicht noch ein zweites Mal auf diesem Planeten – strahlen Sie diese Einzigartigkeit und Schönheit aus jeder Zelle Ihres Körpers!

Mental trainieren vor und bei jedem Training

Nehmen Sie sich vor jedem Training ein paar Minuten Zeit, um sich mental auf das Programm einzustellen. Atmen Sie mehrere Atemzüge tief und aus. Versuchen Sie, jeden Atemzug etwas tiefer werden zu lassen. Atmen Sie sehr lange und sehr tief aus, bis wirklich das Gefühl entsteht, dass die ganze Luft abgeatmet ist. Spüren Sie dabei, dass Sie immer ruhiger und gelassener werden. Streifen Sie den Alltagsärger bewusst ab und konzentrieren Sie sich nur auf die tiefe Atmung.

Beginnen Sie jedes Übungsprogramm mit einem Atemtraining in Ruhe und Entspannung.

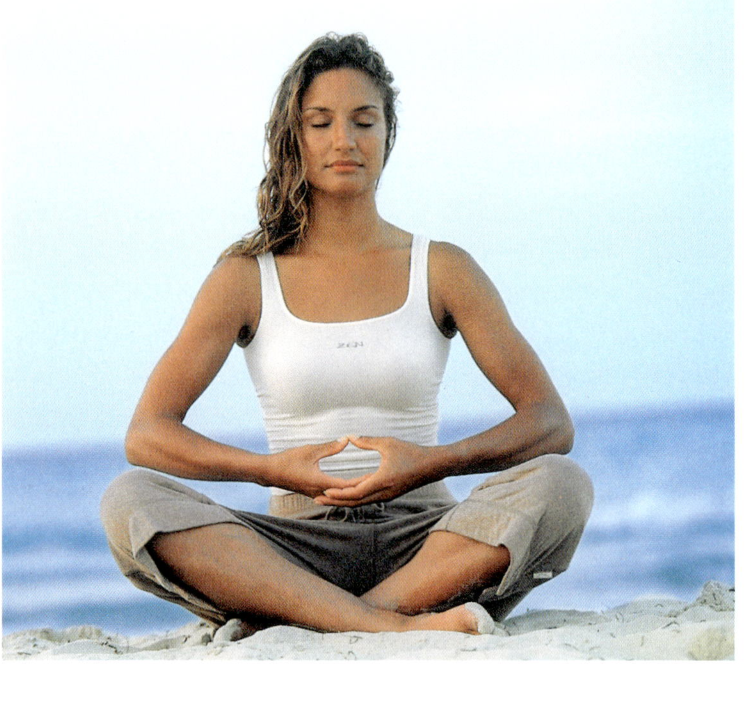

Affirmationen wirken verstärkend

Programmieren Sie dann Ihren Kopf auf Schönheit und Erfolg. Suchen Sie sich eine der Affirmationen (siehe Seite 51, 74, 93, 107, 123) aus, die Ihnen besonders zusagt, oder formulieren Sie eine eigene Affirmation. Atmen Sie weiterhin tief ein und aus und sprechen Sie dabei die Affirmation einige Male laut vor sich hin. Suchen Sie sich dann für jeden Übungsschwerpunkt eine Affirmation aus. Sprechen Sie diese Affirmation bei jeder Übung mehrere Male laut aus und denken Sie während des Trainierens immer wieder an diese Affirmation. Auf diese Weise begleitet Ihr Kopf die Bewegungen Ihres Körpers. So lenken Sie die volle Konzentration auf die Körperpartie, die Sie gerade trainieren.

Spezialtipp

Machen Sie aus dem Aero-step-Training auch eine geistige Entspannungspause: Denken Sie dabei nicht über den Einkaufszettel nach und versuchen Sie nicht, berufliche Probleme zu lösen; konzentrieren Sie sich voll und ganz auf das, was Sie tun.

Strengen Sie Ihre Phantasie an

Intensive bildliche Vorstellungen können Körper und Geist ganz auf ein Ziel einstimmen und alle inneren Kräfte bündeln. Malen Sie sich deshalb so detailliert wie möglich aus, welche positiven Prozesse in Ihrem Organismus durch das Training ablaufen. Spüren Sie dabei jeden sich bewegenden Muskel und stellen Sie sich vor, wie dabei hunderttausende von Nerven- und Muskelzellen gleichzeitig aktiviert werden. Nervenzellen und Muskelzellen verbrennen dabei Energiestoffe wie ATP (Adenosin-Triphosphat), Zucker und Fett. Stellen Sie sich vor, wie durch diese erhöhte Aktivität (sowohl während Ihres Trainingsprogramms als auch noch Stunden und Tage danach) diese Zellen in Verbindung mit den Zellen der inneren Organe wie Leber, Niere und Verdauungsorgane die Fettmoleküle im Blut verbrennen und so die Fettpölsterchen zum Schmelzen bringen.

Die Verbindung der engen Vorstellungskraft mit gleichzeitiger körperlicher Aktivität programmiert das optimale Ergebnis: Das Gehirn stellt die richtigen Denk- und Handlungsmuster zusammen, der Körper erzielt die gewünschte Schlankheit!

Bodyshaping durch
Bewegung und richtige Ernährung

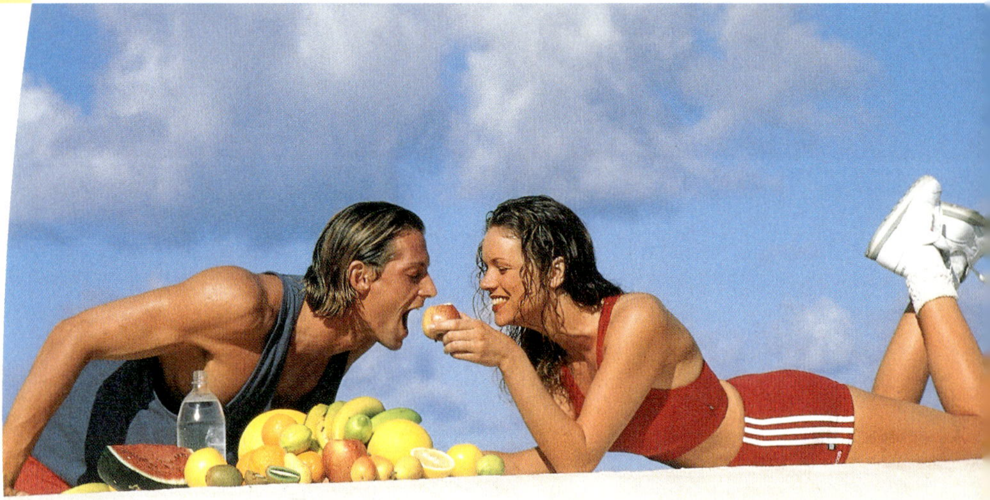

Bewegung macht fit und sorgt für schöne feste Muskeln, aber abnehmen mit Sport allein – das funktioniert nicht. Um wirkungsvoll Pfunde zu verlieren, braucht es noch etwas mehr: Dazu gehören ergänzend eine ausgewogene, rundum gesunde Ernährung und Rücksicht auf unsere natürliche Veranlagung.

Gene bestimmen den Körperbau

Mit der soeben vorgestellten »Body- und Brain-Shaping-Methode« werden Sie auf jeden Fall ein positives Ergebnis erzielen. Allerdings kann diese Methode selbstverständlich nicht Ihren genetisch bedingten Körperbau verändern. Größe, Haarfarbe, lange oder kurze Beine, schmale oder breite Schultern – diese genetisch bereits bei der Geburt festgelegten Körpermerkmale lassen sich auch durch das intensivste Training nicht verändern.

Allerdings lassen sich viele durch das tägliche Verhalten bedingte Körpermerkmale stark beeinflussen, z. B. der durch häufiges Sitzen verursachte Rundrücken oder die breit gesessene Gesäß- und Hüftpartie, die durch schlaffe Bauchmuskeln bedingte Vorwölbung der Verdauungsorgane (Hängebauch) oder die durch Fettanlagerungen verursachten »Rettungsringe« um die Körpermitte.

Die drei Konstitutionstypen

Grundlegend unterscheidet man die drei Konstitutionstypen:

- Pykniker (der/die kleine Dicke)
- Athlet (der/die sportlich Muskulöse)
- Leptosom (der/die lange Dürre)

Die meisten Menschen sind aber Mischtypen und haben oft von allem ein bisschen, sodass man sich nur selten darauf berufen kann, man habe die Figur von seinen Eltern geerbt. Auch der Blick in die Verwandtschaft (»Bei uns sind alle dick«) rechtfertigt nur in Ausnahmefällen die Fettröllchen am eigenen Körper, die in der Regel durch eigenes Fehlverhalten angelegt wurden.

Es gibt sie doch – die guten »Futterverwerter«

Genetisch festgelegt sind nach neuesten wissenschaftlichen Erkenntnissen durchaus Gene, die die Fettleibigkeit begünstigen. Ebenso ist genetisch programmiert, ob man zu guten oder schlechten Futterverwertern gehört.

Es gibt Menschen, die tatsächlich sehr viele Kalorien zu sich nehmen können, ohne ein Gramm an Gewicht zuzunehmen – sie scheiden viele Nahrungsmittel einfach wieder aus, ohne sie nahrungstechnisch zu verwerten. Andere dagegen scheinen bereits vom Anblick leckerer Speisen dicker zu werden – sie »knacken« jede durch die Nahrung zuführte Kalorie und lagern die nicht benötigten

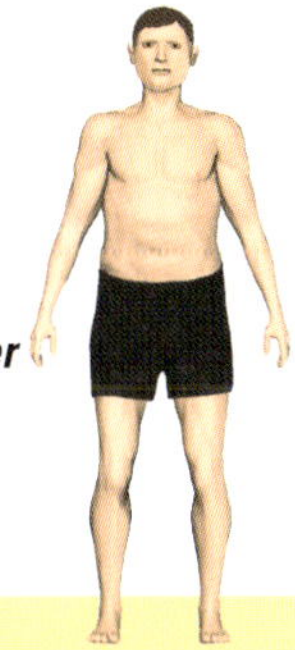

Pykniker

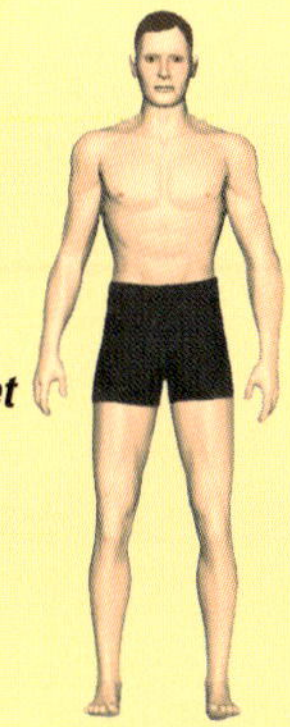

Athlet

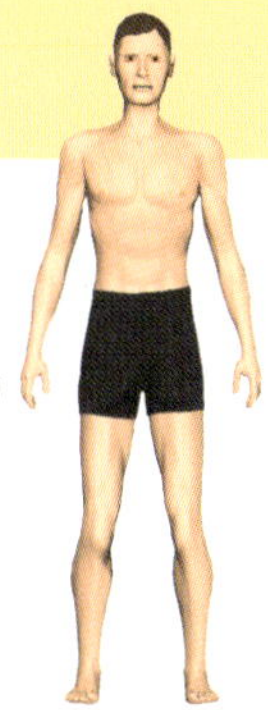

Leptosom

Jede genetisch geprägte Figur kann durch eine gut entwickelte Muskulatur ästhetisch geformt werden, egal zu welchem Konstitutionstyp man gehört.

Stoffe in Form von Fettreserven an. Genetisch herrscht hier also eine schreiende Ungerechtigkeit, aber die lässt sich bisher noch nicht durch eine andere biologische Gerechtigkeit ausgleichen. Vielleicht bringt die Gen-Forschung in der Zukunft den Ausgleich, aber zur Zeit müssen wir mit diesem Zustand einfach leben.

Fett – der Energiekiller Nr. 1

Die Gene bestimmen ebenfalls die bei Männern und Frauen häufig unterschiedlichen Lagerorte der Fettreserven. Das genetisch und hormonell gesteuerte festere Bindegewebe der Männer führt in den meisten Fällen dazu, dass der Bauch zum prominentesten Fettdepot wird (volkstümlich als »Brauereihausgeschwür« oder »Pilsvorbau« bekannt).

Frauen verfügen über eine Reihe von Lagerstätten: Oberschenkel, Hüfte, Taille, Bauch, Brust und Oberarme. Da zusätzlich die Bindegewebsstrukturen deutlich elastischer sind, bilden sich an diesen Stellen meistens uneinheitlich ausgeprägte Fettdepots, die als »Cellulite« bezeichnet werden.

Bauchspeck ist ein Gesundheitsrisiko

Eine überhöhte Fettzufuhr äußert sich nicht nur in unschönen Pölsterchen, sondern erhöht auch das Risiko für Arteriosklerose, Herzinfarkt und Schlaganfall.

Betrachtet man die Fettdepots unter dem Aspekt der Gesundheit, muss man klar feststellen, dass Frauen über die »gesünderen« Fettreserven verfügen. Die Anlagerung von Fettzellen in der Bauchregion bedeutet in der Regel, dass die inneren Organe durch die Fettschichten bedrückt werden und damit erhebliche Funktionseinbußen dieser Organe zu befürchten sind. Fettröllchen am Gesäß mögen zwar lästig und unschön sein, aber sie bringen dafür weder Herz und Lunge noch Niere oder Magen in Bedrängnis.

Überfettung mindert die Leistungsfähigkeit

Ob am Bauch oder an den Oberschenkeln – Fett gehört nur in bestimmten Dosierungen in den Körper. Zu viel Fett wirkt auf jeden Fall als Energiekiller und stark leistungshemmend, obwohl es doch eigentlich unser größter Energielieferant ist. Dazu muss man sich klar machen, dass die Fettdepots nicht nur ästhetische Makel darstellen, sondern Ausdruck von zu viel Fett im Blut sind. Fettmoleküle lagern sich bevorzugt an den Innenwänden der Arterien an und verstopfen nach und nach die Blutgefäße. Verklebte und verstopfte Transportwege hemmen den Energiefluss ganz enorm – denken Sie mal daran, wie sehr Staus auf den Straßen den Verkehr lahm legen. Irgendwann kommt es zum Kollaps, dann geht nichts mehr. In ähnlicher Weise reagiert der Körper auf zu hohe Fettzufuhr – nur heißt hier der Kollaps Herzinfarkt oder Thrombose.

Auf die ewigen Ausreden verzichten

Nun kann man als Entschuldigung für zu große Fettdepots natürlich die Gene heranziehen, aber letztendlich entscheiden wir immer nur durch unser eigenes Verhalten, welchen Spielraum wir den Genen zur Entfaltung geben.
Viel Sitzen, Aufzüge und Rolltreppen benutzen und das Herumlungern vor dem Pantoffelkino bzw. Computer sind längst als Figurfeinde ausgemacht. Eigentlich weiß das auch jeder, aber offensichtlich ist es unglaublich schwer, Gewohnheiten zu ändern, aus eingeschliffenen Verhaltensmustern herauszukommen und der eigenen Faulheit energisch entgegenzutreten. Dazu bedarf es wesentlich mehr als der periodisch auftauchenden guten Vorsätze.

Neujahr, Geburtstag oder die Feststellung, dass man in einigen Wochen seine Figur am Strand vorzeigen muss – dies sind immer wieder Anlässe, grundsätzliche Änderungen der Ernährungs- und Lebensweise zu planen. Kommen Sie endlich aus der Planungsphase heraus und fangen Sie einfach mal an!

Fett abbauen durch ein aktives Leben

Die Umstellung von einer sehr passiven auf eine aktive Lebensweise ist ein zäher Prozess, der nicht nur eine einmalige Überwindung erfordert, sondern täglich wiederholt werden muss – und an dieser langwierigen Veränderung der Lebensgestaltung scheitern die meisten. Damit Sie nicht zu den meisten gehören, sondern zu denen, die wirklich Erfolg haben, sollten Sie die folgenden Kapitel und Hinweise nicht nur lesen, sondern sofort (wirklich jetzt gleich) damit anfangen, Ihr Leben von passiven Gewohnheiten zu befreien und eine aktive Lebensgestaltung aufzunehmen.

Fatburner für den Alltag

- Lassen Sie das Auto so oft wie möglich stehen, fahren Sie besser mit dem Rad oder laufen Sie
- Steigen Sie eine oder zwei Haltestellen früher aus dem Bus oder der Bahn, laufen Sie den Rest der Strecke bei jedem Wetter zu Fuß
- Aufzüge und Rolltreppen sind tabu (höchstens ab fünf Stockwerken erlaubt – die ersten fünf Stockwerke zu Fuß hoch!)
- Stehen Sie, so oft Sie können, von Ihrem Bürostuhl auf: Auf die Zehenspitzen stellen und auf und ab wippen
- Laufen Sie in den Pausen herum oder machen Sie einen kleinen Spaziergang
- Telefonieren Sie, so oft Sie können, im Stehen oder laufen Sie dabei herum – auch Plaudern mit Kollegen kann man im Stand oder in der Bewegung
- Wenn Sie schon sitzen müssen: Verändern Sie so oft wie möglich Ihre Sitzposition (vor- oder zurücklehnen, Beine übereinander schlagen, Wirbelsäule runden und strecken, von einer Pobacke auf die andere schaukeln usw.)
- Dehnen Sie sich mindestens einmal am Tag – richtig räkeln und strecken in alle Richtungen
- Gehen Sie mindestes fünf bis zehn Minuten pro Tag in sehr zügigem Tempo
- Spannen Sie mindestens einmal pro Tag sämtliche Muskeln maximal über fünf bis zehn Sekunden fest an

Auch kleine Dinge haben große Wirkung – nur dauert es vielleicht ein bisschen länger, bis sich Erfolge deutlich bemerkbar machen. Checken Sie systematisch Ihren typischen Tagesablauf durch und legen Sie fest, wo Sie mehr Bewegung hineinbringen können.

Gut essen – gut in Form

Dieses Buch ist kein Ernährungsratgeber. Trotzdem sollen an dieser Stelle einige wichtige Hinweise zur Ernährung geliefert werden, denn das beste Trainingsprogramm muss scheitern, wenn durch eine falsche Nährstoff- und Kalorienzufuhr sämtliche Anstrengungen wieder zunichte gemacht werden.

Sport fördert den Appetit

Wer Sport treibt, entwickelt natürlichen einen gesunden Appetit. Wer viel Kalorien verbrennt, darf auch ruhig mehr Kalorien als Nicht-Aktive zu sich nehmen, ohne gleich Fett anzusetzen. Außerdem macht ein gutes Essen richtig Spaß und erhöht ganz erheblich den Lebensgenuss.

Deshalb sollte man auch ohne Reue essen und jeden Bissen genießen. Wer jedes Mal ein schlechtes Gewissen bekommt, wenn er isst, fährt wieder ein negatives Programm im Kopf fest, dass genau das Gegenteil von dem bewirkt, was die meisten wollen, nämlich schlank werden. Die folgenden Ernährungstipps sollen helfen, durch gesundes Essen das sportliche Trainingsprogramm optimal zu unterstützen.

Kalorien verbrennen, ohne schlapp zu machen

Die wichtigste Regel einer vernünftigen Ernährung heißt: Nehmen Sie nur so viele Kalorien zu sich, wie Sie tatsächlich auch verbrennen. Dabei scheint es kaum eine Rolle zu spielen, zu welcher Tageszeit man die Mahlzeiten zu sich nimmt.

Da der Mensch ein Gewohnheitstier ist, passt er sich dem täglichen Mahlzeitenrhythmus an (zum Glück, denn sonst müssten Nachtarbeiter ständig mit ernsten Problemen kämpfen). Für die kalorische Bilanz ist es auch ziemlich egal, ob man diese Kalorien durch zwei oder drei größere Mahlzeiten oder durch fünf bis sechs kleinere Portio-nen zu sich nimmt.

Die »magischen Fünf«: Fünf Portionen Obst und Gemüse auf fünf Mahlzeiten am Tag verteilt: Das ist die magische Formel, auf die sich einige wichtige Ernährungsregeln kurz zusammenfassen lassen!

Gesünder – mehrere kleine Mahlzeiten

Aber das gilt nur für die Kalorien – für den energetischen Leistungspegel ist es ganz und gar nicht unerheblich, wie viele Mahlzeiten man zu sich nimmt.

Große Portionen belasten den Magen sehr stark und führen zu einem deutlichen Leistungsrückgang, weil man müde und träge wird. Der Zuckerspiegel im Blut wird zunächst sehr stark gefüllt, danach fällt er drastisch ab, sodass man eine lange Zeit nicht in geistiger und körperlicher Topform sein kann. Aus diesem Grund macht es sehr viel Sinn, die benötigte Kalorienmenge auf fünf oder sogar sechs kleinere Mahlzeiten zu verteilen. So wird der Magen nicht überlastet und der Blutzuckerspiegel kann auf einem gleichmäßigen Niveau ausbalanciert werden.

Vitamine und Mineralien – die Turbo-Fitmacher

Genauso wichtig ist selbstverständlich, welche Inhaltsstoffe in diesen Mahlzeiten stecken. Junkfood enthält viele Kalorien, dafür aber wenig Vitamine und Mineralstoffe, sodass zwar schnell eine vorübergehende Sättigung erreicht ist, die Versorgung des Körpers mit vitalen Fitmachern jedoch entfällt. Deshalb: Hände weg von toten Kalorien, zu denen stark industriell verarbeitete Nahrungsmittel wie Zucker, Weißmehl, Schokolade und nahezu alle Süßigkeiten zählen.

Lassen Sie sich nicht blenden von vermeintlichen »gesunden« Süßigkeiten wie Fitness- oder Müsli-Riegeln. Neben hochwertigen Inhaltsstoffen enthalten diese Produkte fast allesamt viel zu viel Zucker und Fett. Besser fahren Sie mit dem guten alten Studentenfutter oder frischem Obst.

Ersetzen Sie möglichst oft die geliebten Naschereien durch frisches Obst, knackige Salate und Gemüse, denn in diesen Nahrungsmitteln stecken die echten Fettverbrennungsmaterialien, nämlich Enzyme und Vitamine.

Optimal - frische und unverarbeitete Lebensmittel

Besonders wichtig sind in diesem Zusammenhang auch Vollkornprodukte: Vollkornbrot, Vollkornnudeln, Vollkornmüsli – nehmen Sie so oft wie möglich diese wenig verarbeiteten Produkte zu sich, da in ihnen viele Vitamine, Enzyme und Mineralstoffe in optimaler Form vorhanden sind.

Sie müssen übrigens nicht mit dem lästigen Kalorienzählen anfangen, aber Sie sollten sich doch einen groben Überblick darüber verschaffen, was Sie so täglich in sich hineinstopfen. Obst, Salat und Gemüse sind in der Regel weniger kalorienreich, weshalb Sie davon auch größere Mengen essen können, ohne auch nur ein Gramm zuzunehmen. Dazu gehört natürlich auch, dass Sie möglichst frisch zubereitete Speisen zu sich nehmen sollten, also auf Tüten und Dosen weitgehend verzichten!

Das bringt die Fettverbrennung auf Touren

Die folgenden Mineralstoffe, Vitamine, Enzyme und Hormone sind besonders gut geeignet, die Fettverbrennung anzukurbeln:

- Glukagon (Hormon der Bauchspeicheldrüse – saugt Fett aus Fettdepots, in Joghurt, Fisch, Geflügel, Lamm)
- Jod (in Milchprodukten Käse, Fisch und Soja)
- Karnitin (in Lammfleisch, Geflügel, Milchprodukten)
- Magnesium (in Bananen, Nüssen, Kernen, Kartoffeln)
- Methionin (in Leber, Eigelb, Fisch, Soja, Geflügel, Joghurt, Linsen)
- Noradrenalin (wird von den Nebennieren produziert – ein positives Stresshormon – viel lachen!)
- Somatropin (Wachstumshormon zur Erneuerung von Zellen, wird von der Hirnanhangsdrüse im Schlaf gebildet – viel und tief schlafen)
- Taurin (in Leber, Krabben, Muscheln)
- Zink (zur Produktion von Testosteron, in Trockenmagermilch, Käse, Eigelb, Garnelen, Ente, Lamm, Hafer)

Unverzichtbar – ausreichend Flüssigkeit

Der Körper braucht, vor allem dann, wenn er sportlich bewegt wird, täglich mindestens zwei bis drei Liter Flüssigkeit. Das ist eine ganze Menge, zumal wenn man bedenkt, dass die meisten Menschen weniger als einen Liter täglich zu sich nehmen. Kontrollieren Sie Ihren Flüssigkeitshaushalt besonders gut – schreiben Sie mal eine Woche lang genau auf, was und wie viel Sie trinken, und ändern Sie Ihr Trinkverhalten dementsprechend ab.

Besonders gut geeignete Durstlöscher sind Mineralwässer (aber auch schlichtes Leitungswasser ist in Deutschland hervorragend zum Trinken geeignet) mit etwas höherem Salzgehalt. Apfelschorle, grüner Tee und verdünnte Obstsäfte liefern noch zusätzliche Mineralstoffe und Vitamine.

Gerade beim Fettverbrennen fallen Abfallstoffe an, die über die »Reinigungsanlagen« Leber und Niere wieder ausgeschieden

Das Durstgefühl ist ein sehr unzuverlässiger Gradmesser für den Flüssigkeitsbedarf des Körpers; es stellt sich meist erst dann ein, wenn es bereits zu Austrocknungserscheinungen gekommen ist. Kontrollieren Sie deshalb Ihre tägliche Trinkmenge.

werden müssen. Für diese Abfallbeseitigung wird viel Flüssigkeit benötigt. Fehlt die Flüssigkeit, wird eine Reihe von Abfallprodukten im Körper »endgelagert«, wobei sich als Lagerstätten in aller erster Linie die saugfreudigen und wachstumsbereiten Fettzellen eignen. Verhindern Sie also die innerliche Vergiftung, indem Sie sich reichlich Flüssigkeit zuführen.

Es geht nicht darum, schnell ein paar Pfunde abzunehmen – die sind auch schnell wieder zugenommen. In erster Linie geht es darum, mehr Kalorien zu verbrennen, und das funktioniert am besten dann, wenn möglichst viele Muskelzellen aktiviert werden.

Finger weg von Diäten

Diäten und Hungerkuren eignen sich praktisch überhaupt nicht für eine langfristige Gewichtsreduktion. Jede Diät hat zur Folge, dass die für die Fettspaltung nötigen Enzyme stark reduziert werden, sodass nach der Diät die Fettverbrennung deutlich langsamer vonstatten geht als vorher. Außerdem wird dem Körper eine Mangelsituation vorgespielt, die zur Folge hat, dass er in Erwartung eines nächsten Hungerzeitraums dann mit der Aufnahme normaler Essgewohnheiten sofort Reservelager anlegt – im Klartext: dem Hunger folgt die schnelle Gewichtszunahme. Zusätzlich attackiert der Körper bei Diäten auch noch die Muskelzellen, indem er sie zur Kaloriengewinnung »auffrisst«, ausgerechnet jene Zellen, die als einzige wirklich das Fett verbrennen.

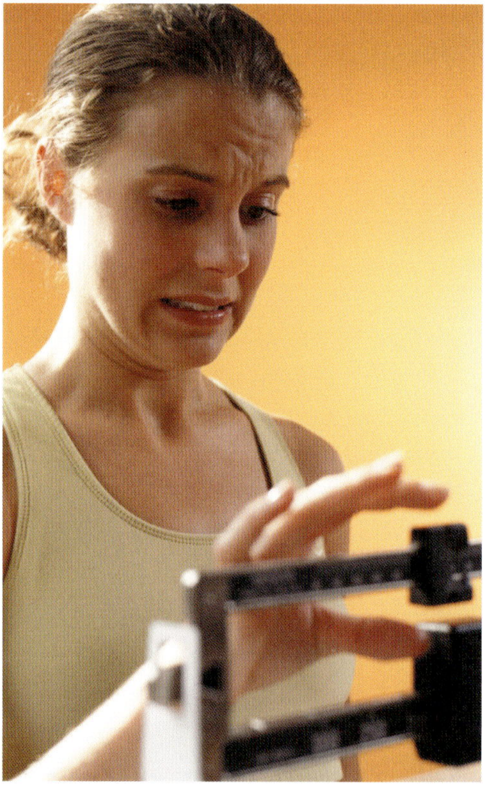

Schreck lass nach – trotz Diät schon wieder zugenommen?! Das ist der berüchtigte Jo-Jo-Effekt, der Hungerkuren so sinnlos macht.

Attraktiv und schlank durch Bewegung

Wie bereits erwähnt, gibt es nur ein Organ im Körper, das Fett verbrennt: der Muskel. Fett wird weder in der Leber, noch im Gehirn, noch im Knochen zur Energiegewinnung herbeigezogen, sondern in den arbeitenden Muskelzellen. Deshalb kommt es darauf an, möglichst viele Muskeln zu aktivieren, um eine hohe Fettverstoffwechselung zu erreichen. Prinzipiell gibt es dabei zwei Möglichkeiten:

- Fett verbrennen während der Bewegung
- Fett verbrennen nach der Bewegung

Ausdauersport als Fatburner

Während der Bewegung kann man praktisch nur dann Fett verbrennen, wenn die Bewegung als sehr leicht bis leicht empfunden wird, z. B. durch Spazieren gehen, Laufen oder Rad fahren, durch typische Ausdauersportarten also. Hier kann bei nicht anstrengender Tätigkeit nach einer gewissen Zeit das Fett als Energiebereitsteller herangezogen werden. Je besser der Trainingszustand ist, desto schneller kann man auf die Fettverbrennung umstellen. Dazu sollte man eine Tätigkeit wählen, die man mindestens über einen Zeitraum von 20 bis 45 Minuten ununterbrochen durchführen kann.

Ausdauertraining hilft nicht nur dabei, Fett abzubauen, sondern ist auch eine wirkungsvolle Vorbeugung gegen Herz-Kreislauf-Erkrankungen und vorzeitige Alterserscheinungen.

Krafttraining hat Langzeiteffekte

Die zweite Möglichkeit besteht darin, Muskeln durch intensive Belastungen anzusprechen, d.h. Krafttraining oder Kraftausdauertraining. Dabei wird zwar während des Trainings praktisch nur Zucker zur Energiegewinnung benötigt, aber dafür gibt es dann einen erhöhten »Nachbrenneffekt«. Nach dem Training ist der Körper lange Zeit damit beschäftigt, die geleerten Energiespeicher wieder aufzufüllen (diese Phase nennt man »Superkompensation«), und zwar auf ein höheres Niveau als vor dem Training, um bei einem nächsten Trainingseinsatz besser auf die Belastung vorbereitet zu sein. In dieser Phase wird der Fettstoffwechsel stark aktiviert, sofern man nicht durch die Einnahme von vielen Einfachzuckern (Süßigkeiten, Schokolade, weißes Brot usw.) den Blutzuckerspiegel rasch auffüllt.

Für das Training bedeutet dies, dass man sowohl die Ausdauer als auch die Kraft trainieren muss, um einen optimalen Fettstoffwechsel zu erzielen.

Ausdauertraining auf dem Aero-step

Der Schweiß muss nicht in Strömen fließen, und Sie sollten sich auch nicht zu sehr anstrengen – die Fettverbrennung läuft dann am besten, wenn Sie das Gefühl haben, dass es Ihnen wirklich leicht fällt.

Die im Trainingskapitel ab Seite 60 vorgestellten Übungen Nr. 1 bis 4 sind hervorragend geeignet, um auf dem Aero-step ein Ausdauertraining durchzuführen. Sie können diese Übungen in beliebiger Reihenfolge mischen und durchführen. Um einen »Fatburner-Effekt« zu erreichen, müssen Sie die Übungen dann mindestens 15 bis 30 Minuten ununterbrochen hintereinander durchführen. Das wird anfangs, sofern Sie untrainiert sind, nicht zu schaffen sein. Fangen Sie ganz einfach mit fünf bis zehn Minuten an und steigern Sie dann in jeder Trainingeinheit die Übungszeit um eine bis zwei Minuten. Auf diese Weise können Sie dann nach etwa drei Wochen (bei zwei bis drei Trainingseinheiten pro Woche) locker die 30 Minuten schaffen.

Besser geht's mit Musik

Musik kann Sie bei Ihrem Übungsprogramm ganz hervorragend unterstützen. Suchen Sie sich Musikstücke aus, die Sie gerne mögen. Achten Sie aber darauf, dass die ausgewählte Musik nicht zu schnell bzw. zu langsam ist. Man passt sich unwillkürlich dem Tempo der Musik an. Ein günstiges Tempo liegt zwischen 115 und 125 Schlägen pro Minute (bpm = beats per minute). Und denken Sie daran: alles ganz easy!!!

Hilfreich – die Pulskontrolle

Sehr gut wäre es, wenn Sie dabei Ihren Puls über eine Pulsuhr kontrollieren würden. Die Pulsfrequenz sollte dabei zwischen 110 und 120 Schlägen pro Minute liegen (am Anfang). Wenn Sie besser trainiert sind, können Sie Ihre Pulsfrequenz auf 130 bis 135 Schläge pro Minute steigern.

Dadurch dass Sie mit dem Aero-step auf einem instabilen Untergrund trainieren, werden mehr Muskelfasern aktiviert als beim Gehen oder Joggen. Das führt aber auch zu einer höheren Pulsfrequenz, wodurch die Ermüdungsgrenze relativ schnell erreicht werden kann. Sobald Sie merken, dass Sie schneller atmen müssen, und nicht mehr durch die Nase, sondern durch den Mund einatmen, drosseln Sie das Tempo. Gehen Sie dann einfach auf dem Aero-step weiter oder machen Sie ein paar Schritte auf dem Boden.

Unterbrechen Sie Ihr Training aber nicht durch Stillstand – bewegen Sie sich auf jeden Fall weiter, damit ein Ausdauereffekt erreicht wird.

Kraftausdauertraining auf dem Aero-step

Die meisten Übungen in diesem Buch können Sie kraftausdauernd durchführen. Wenn Sie eine Übung zwischen 15- und 50-mal hintereinander ausüben, trainieren Sie automatisch Ihre Kraftausdauer. Wenn Sie eine Übung noch länger durchhalten, trainieren Sie Ihre lokale Muskelausdauer. Je weniger Wiederholungen Sie also mit einer Übung schaffen, bis die Muskeln ermüden (z. B. drei bis acht Wiederholungen), desto höher ist die Kraftbeanspruchung. Sobald Sie ein Schweregefühl oder Brennen in der arbeitenden Muskulatur spüren, sollten Sie die Übung unterbrechen und eine Pause einlegen. Quälen Sie Ihren Körper nicht und fügen Sie ihm auch keine Schmerzen zu. Der Trainingsgewinn (und damit auch die Fettverbrennung) findet ohnehin in der Pause statt, und zwar in der Ruhephase zwischen zwei Trainingseinheiten!

Sie finden jeweils Trainingshinweise, wie Sie Übungen als Ausdauer- oder Kraftausdauertraining gestalten können, in den Kapiteln Bauch, Beine, Po und Arme. Lesen Sie diese in Ruhe durch und stellen Sie sich Ihr persönliches Schwerpunktprogramm zusammen.

Mental Fett verbrennen

An dieser Stelle soll nochmals auf die Bedeutung der richtigen Einstellung im Kopf hingewiesen werden. Trainieren Sie bitte nicht so, als ob in wenigen Wochen die Welt zusammenbrechen würde, und ackern Sie nicht verbissen drauf los. Ihr Körper ist keine gefühllose Maschine, sondern der sichtbare Ausdruck Ihrer einzigartigen Persönlichkeit. Wenn Sie an diesem Körper »herumbasteln« und ihn verändern wollen, ändern Sie auch immer Ihre Persönlichkeit. Ein solcher Prozess will gut überlegt sein und bedarf dann einer klugen Vorgehensweise.

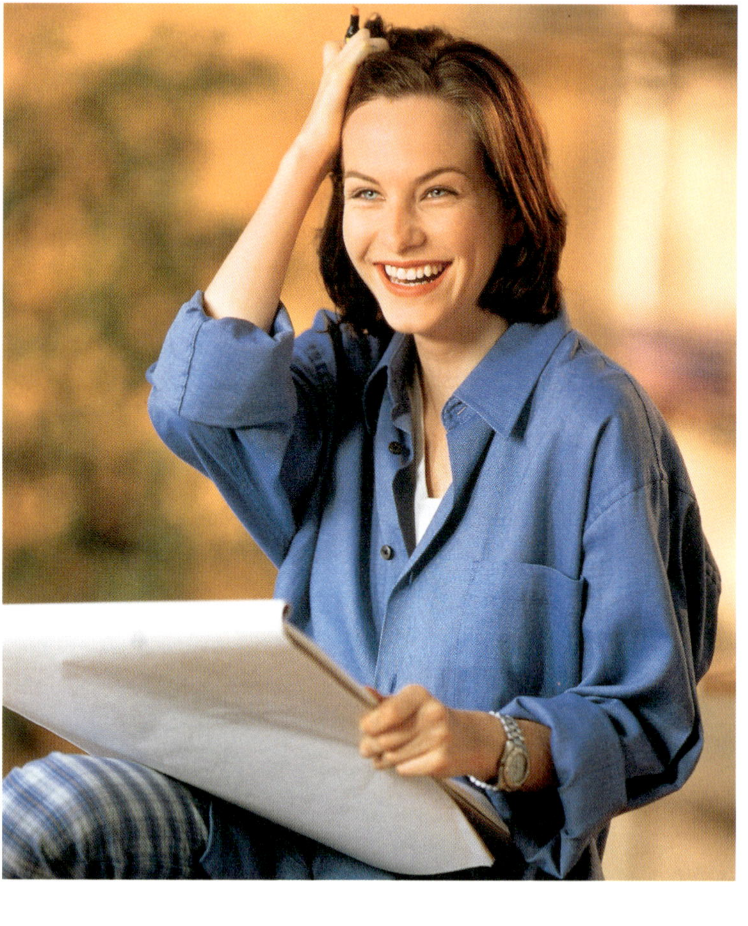

Eine gute Vorbereitung und Planung sind die halbe Miete für ein erfolgreiches Trainingsprogramm.

Vorbereitung und Planung

Wenn Sie eine neue Sprache oder ein neues Handwerk erlernen wollen, kaufen Sie sich bestimmt nicht irgendwelche sinnlosen Bücher oder unsinniges Werkzeug. Sie würden damit sicherlich systematisch beginnen, indem Sie sich darüber Gedanken machen, welche Schritte Sie zuerst erledigen müssen, z. B. einen Einführungskurs für Einsteiger in die neue Sprache kaufen oder in einem Lerninstitut einen Kurs belegen, bzw. Sie würden zu einem Meister gehen, um von ihm das Handwerk zu lernen. Sie würden Vokabeln und Grammatik pauken oder den Umgang mit dem Werkzeug üben, alles schön der Reihe nach. Sie würden bestimmt kein Spanischbuch kaufen, wenn Sie Englisch lernen wollen, und Sie würden nicht zu einem Elektromeister gehen, wenn Sie Automechaniker werden möchten.

Ein gut ausgearbeiteter Trainingsplan (eine Kopiervorlage dafür finden Sie auf Seite 46) ist eine wichtige Strategie, um wirklich regelmäßig und sinnvoll zu üben – schließlich soll Ihr Aero-step nicht das Schicksal so vieler Sportgeräte teilen, die nach anfänglichem Interesse irgendwo im Keller verstauben.

Hau-ruck-Methoden funktionieren nicht

Das Training müssen Sie genauso sorgfältig planen – zuerst im Kopf. Stellen Sie sich also zuerst vor, was Sie eigentlich erreichen wollen, und planen Sie dann die einzelnen Schritte.

Wenn es um die Fettverbrennung geht, scheint in vielen Fällen der Verstand einfach auszusetzen, denn sonst würden nicht immer wieder so viele Menschen auf die Hau-ruck-Methoden hereinfallen. Dazu gehören beispielsweise:

- Blitzdiäten (fünf Kilogramm abnehmen in drei Tagen)
- Geheimnisvolle Methoden (Fett weg in der Badewanne usw.)
- Unglaubwürdige Versprechungen über die Wirkung vieler Diätprodukte, die letztlich nur Ihr Portemonnaie leichter machen

Machen Sie Ihrem Gehirn klar, dass Fett nicht durch quälerische Methoden und brutale Härte verschwindet, sondern durch sanftes und ausdauerndes Trainieren.

Geben Sie sich selbst genügend Zeit, programmieren Sie sich auf Durchhalten und gesunde Verhaltensstrategien. Seien Sie einfach nett zu sich und pflegen Sie mit sich selbst einen liebevollen Umgang – dann schmelzen die Fettreserven fast von alleine.

Die beste Methode, um langfristig Fett abzubauen, ist ein sanftes und ausdauerndes Training.

Nicht bis zur Schmerzgrenze gehen

Natürlich können Sie auch die »harte Tour« versuchen – der Erfolg bleibt auch bei dieser Methode nicht aus. Überlegen Sie aber bitte, welchen Preis Sie dafür bezahlen müssen: Selbsthass, Selbstverachtung, schmerzende Muskeln und Gelenke, Hungergefühle und viel Stress – und das alles für ein paar Pfund Fett? Machen Sie sich das Leben nicht schwer – machen Sie es sich leicht. Erleichtern Sie sich von überflüssigen Pfunden und damit von überflüssigen Gedanken, indem Sie Ihren Kopf auf ein leichtes, dafür aber ausdauerndes Training programmieren.
Lesen Sie dazu nochmals das Kapitel »Schönheit und Erfolg beginnen im Kopf« und suchen Sie sich passende Affirmationen aus!

Spezialtipp

Am meisten Wirkung hat es, wenn Sie Ihr Sportprogramm ebenso wie Essen und Schlafen als festen Bestandteil in Ihr Leben integrieren. Dazu muss es aber Spaß machen – und den haben Sie nicht, wenn Sie sich völlig auspowern.

Fett verbrennen durch die richtige Atmung

Es mag seltsam klingen, aber tiefes und ruhiges Atmen unterstützt die Fettverbrennung. Einerseits werden bei der Atmung viele Muskeln betätigt, andererseits wird durch das Einatmen das Blut mit Sauerstoff angereichert. Die Fettverbrennung läuft grundsätzlich nur unter so genannten »aeroben« Bedingungen ab, d.h. nur wenn genügend Sauerstoff vorhanden ist, kann durch eine komplizierte chemische Kettenreaktion Fett überhaupt verstoffwechselt werden. Wenn Sie die Luft anhalten und gleichzeitig trainieren wollen, wird Ihr Training nicht allzu lange dauern – bereits nach einigen Sekunden, höchstens aber knapp einer bis zwei Minuten müssten Sie Ihr Training wegen völliger Erschöpfung abbrechen.

Bloß nicht die Luft anhalten

Aus diesem Grund ist es sehr wichtig, dass Sie während des Trainierens sehr tief ein- und ausatmen, um das Blut mit Sauerstoff zu füllen. Bei manchen Übungen wird das anfänglich sehr schwer sein. Vor allem bei statischen (Halteübungen) oder koordinativ anspruchsvollen Übungen tendiert man dazu, die Luft anzuhalten. Das ist prinzipiell in Ordnung, weil man zunächst durch das Luftanhalten Energie ansammelt, um sie bei schweren Belastungen dann explosionsartig freizugeben. Dadurch gewinnt man Bewegungsenergie, die man bei Kraftübungen sinnvoll einsetzen kann. Bei komplizierten Bewegungsabläufen ist man zuerst voll damit beschäftigt, die Übung motorisch zu erlernen. Deshalb funktioniert dann die koordinierte Atmung anfänglich nicht. Erst wenn der Bewegungsablauf sitzt, kann man die Atmung harmonisch anpassen. Danach sollte man aber auf jeden Fall versuchen, die Atmung frei fließen zu lassen, um keine Energieblockaden hervorzurufen.

Meist atmen wir »auf Sparflamme« und nutzen nur einen Bruchteil der Lungenkapazität. Ein bewusstes Atemtraining lohnt sich – die verbesserte Sauerstoffversorgung durch vertiefte Atmung zeigt sofortige Wirkung: Der Stoffwechsel und damit auch die Fettverbrennung kommen auf Touren, die Haut ist rosig durchblutet, und die Augen glänzen.

Vorschalten – ein kleines Atemritual

Vor und nach dem Training sollte man sich ein kleines »Atmungsritual« angewöhnen, d.h. man atmet bewusst fünf- bis sechsmal sehr tief ein und aus, wobei mit jedem Atemzug die Atmung etwas tiefer und länger ausfallen sollte. Wenn Sie sich dann dabei noch vorstellen, dass mit dem Einatmen der Sauerstoffmoleküle das Fett geradezu wegschmilzt, weil es mit dem Blut in sämtliche Muskelzellen transportiert und dort als Energielieferant »geknackt« wird, unterstützen Sie auf ideale Weise durch Mentaltraining die körperliche Arbeit. Fangen Sie gleich mit dem tiefen Atmen an!

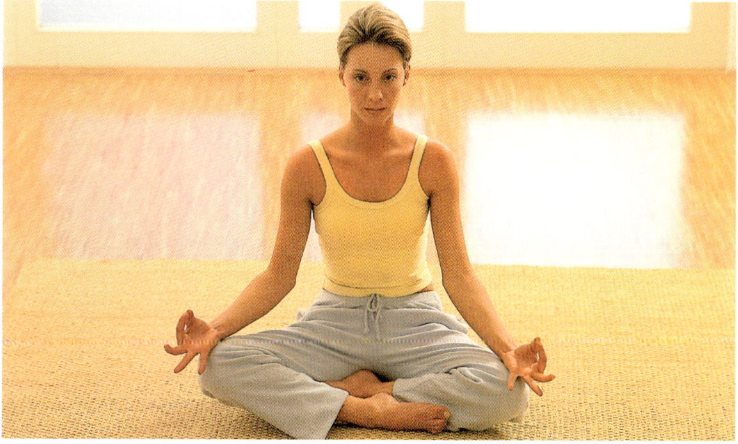

Konzentrierte Atemübungen vor und nach dam Training unterstützen die Fettverbrennung.

Trainieren

mit Erfolg

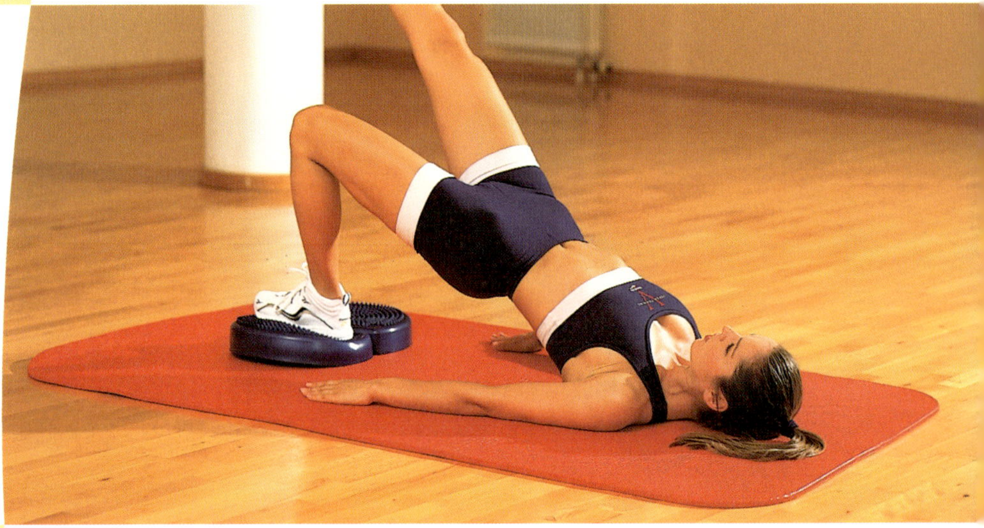

Der Erfolg Ihres Trainingsprogramms hängt in erster Linie davon ab, ob Sie sich über einen längeren Zeitraum konsequent und systematisch für Ihr Ziel bzw. Ihre Ziele einsetzen wollen und können. Dazu gehört die regelmäßige Durchführung der Übungsprogramme über mindestens sechs Monate.

Richtig starten, um durchzuhalten

Körperliche Fitness und eine gute Leistungsfähigkeit sind leider nicht haltbar – das Verfallsdatum beginnt schon ein bis zwei Wochen, nachdem man mit dem Training aufhört. Das wiederum führt dann dazu, dass man recht schnell wieder an Gewicht zunimmt und die Fettpölsterchen wieder aufgefüllt werden, weil der Energieumsatz durch weniger arbeitende Muskeln drastisch sinkt. Der Erfolg kommt also vorwiegend durch Ihre Ausdauer und Ihr Durchhaltevermögen– sowohl im mentalen wie im körperlichen Sinn. Dazu bedarf es einer immerwährenden Überwindung des »inneren Schweinehundes«, jenes niedlichen Tierchens, das uns allen hinreichend bekannt ist und das sich mit Wonne durch Abwechslungen aller Art von unseren guten Vorsätzen abhält. Es sind schon einige Anstrengungen nötig, um den Erfolg zu programmieren. Dieses Buch ist deshalb keiner jener »es klappt völlig ohne Anstrengung« oder »alles-geht-wie-im-Schlaf«-Ratgeber, sondern ein Trainingsbuch, das nur mit intensivem persönlichem Einsatz den gewünschten Erfolg bringt. Wie Sie Ihren Erfolg richtig programmieren, erfahren Sie in den folgenden Kapiteln.

Spontaneität und Flexibilität sind hoch gepriesene moderne Tugenden – leider funktioniert ein Trainingsprogramm aber am besten nach dem altmodischen Prinzip der Regelmäßigkeit. Also warten Sie nicht ab, bis Sie gerade mal Lust haben oder sich eine Pause im Alltagsbetrieb ergibt, um den Aero-step hervorzukramen.

Legen Sie Ihre Trainingstage fest

Nehmen Sie sich Ihren Kalender vor und tragen Sie ein, an welchen Tagen Sie ganz sicher trainieren wollen. Sie sollten sich mindestens zwei Tage pro Woche jeweils 45 bis 60 Minuten Zeit nehmen. Noch besser wäre es, wenn Sie sich täglich 30 Minuten für Ihr Training reservieren könnten. (Stehen Sie bitte jetzt auf und holen Sie Ihren Kalender! Tragen Sie dann die Tage ein, an denen Sie trainieren wollen.) Wenn Sie täglich trainieren, legen Sie die Tageszeit und die Uhrzeit fest, wenn Sie zwei- bis dreimal wöchentlich trainieren, legen Sie die Tage und die Uhrzeit fest. Es sollte bei intensiveren Trainingseinheiten (mehr als 60 Minuten) dann immer ein Tag Pause eingelegt werden, um dem Körper Zeit zu geben, sich zu regenerieren, und um Überlastungen zu vermeiden.

Legen Sie Ihre Trainingszeiten fest

Suchen Sie sich dazu Tage oder Zeiten aus, an denen Sie wirklich in Ruhe Ihre Übungen absolvieren können. Bedenken Sie dabei auch, ob Sie eher ein »Morgen«- oder ein »Abend«-Typ sind. Wenn Sie morgens Zeit zum Anlaufen brauchen und eher mühsam in den Tag starten, sollten Sie sich nicht durch Übungen zusätzlich quälen – Sie würden wahrscheinlich sehr schnell die Lust verlieren. Verlegen Sie Ihr Programm dann lieber auf den späten Vormittag (sofern Sie das beruflich können) oder auf den Abend.

Wenn Sie dagegen abends schon relativ früh todmüde ins Bett fallen, sollten Sie Ihr Trainingsprogramm eher morgens durchführen. Starke Ermüdung erhöht die Verletzungsgefahr beim Sporttreiben und bringt deutlich geringere Erfolge als ein Training im ausgeruhten und frischen Zustand.

Ausnahmen möglichst vermeiden

Wenn Sie die Tage und Zeiten festgelegt haben, halten Sie sich konsequent daran und lassen Sie es nicht zu, dass ständig etwas dazwischen kommt. Es gibt tausend Gründe, weshalb man sein Training ausgerechnet dann nicht durchführen kann, wenn man trainieren sollte – Sie werden sehen, dass Sie diese Gründe nach einer gewissen Zeit alphabetisch ordnen können (Freunde, die zu Besuch kommen, die Arbeit, die länger dauert, Stau auf der Straße, Kino, Theater, das Wetter, Fernsehen...). Die konsequente Einhaltung der Trainingstermine ist in der Regel der schwierigste Teil des Trainingsprogramms und erfordert ein Höchstmaß an Disziplin.

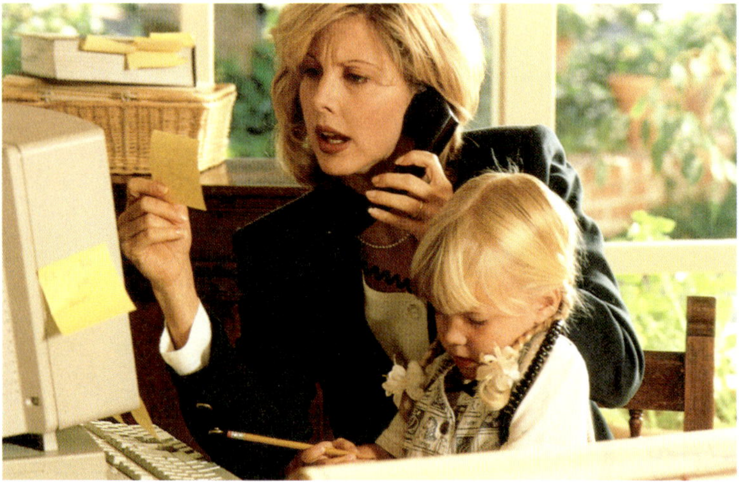

Versuchen Sie, Ihr Trainingsprogramm konsequent einzuhalten, und lassen Sie sich nicht ständig davon abhalten.

Schalten Sie Störungen aus

Sorgen Sie dafür, dass Sie beim Trainieren nicht gestört werden: Legen Sie den Telefonhörer neben das Telefon, verbannen Sie Kinder, Freunde, Partner und Familie für diese Zeit aus dem Raum und bestehen Sie darauf, während Ihres Trainings in Ruhe gelassen zu werden.
Diese Forderung ist - oftmals ausgesprochen – schwer durchzuhalten, weil sich just immer genau zu diesem Zeitpunkt fürchterlich wich-tige Dinge ergeben, die dringend erledigt werden müssen. Aber mit eisernem Durchhaltevermögen und unter Androhung entsetzlicher Strafen für Störenfriede lösen sich diese Dinge meistens in Luft auf. Machen Sie allen klar, dass diese Zeit für Sie wichtig ist, und bestehen Sie darauf, in Ruhe gelassen zu werden.

Legen Sie Ihre Ziele fest

Der Unterschied zwischen einem Wunsch und einem Ziel liegt darin, dass man sich für das Erreichen eines Zieles ein Datum setzt, während Wünsche kein Zeitlimit haben (deshalb werden sie auch so selten wahr!). Bevor Sie mit dem Trainingsprogramm anfangen, müssen Sie sich über Ihre Ziele deshalb genau im klaren sein. Sie wollen abnehmen? Gut, das ist ein Wunsch. Damit dieser Wunsch zum Ziel wird, müssen Sie nun festlegen, wie viel Kilogramm Sie abnehmen möchten und in welcher Zeit Sie das erreichen wollen. Beachten Sie dabei, dass es nicht sehr sinnvoll ist, pro Woche mehr als ein Kilogramm abnehmen zu wollen. Radikale Gewichtsverluste werden nur zu häufig durch ebenso radikale Gewichtszunahmen wieder kompensiert. Außerdem sind derartige Gewaltmaßnahmen in der Regel gesundheitsgefährdend und mit heftigen psychischen Belastungen verbunden.

Wer einmal den Entschluss gefasst hat, gegen seine Speckpolster anzugehen, möchte sie am liebsten blitzschnell dahinschmelzen sehen. Radikalkuren bewirken auf lange Sicht aber eher noch verstärkte Gewichtszunahme – gehen Sie Ihre Ziele deshalb besser etwas langsamer, dafür aber konsequenter und gesünder an.

Stecken Sie einen Zeitrahmen ab

Wenn Sie an Armen, Beinen und an der Taille einige Zentimeter weniger haben wollen (Wunsch), legen Sie fest, um wie viele Zentimeter Sie Ihren jeweiligen Umfang reduzieren wollen und bis wann Sie diese Reduktion erreicht haben wollen (Ziel). Am besten tragen Sie dazu Ihre Wunschziele in die folgende Tabelle ein. Legen Sie auf jeden Fall das Datum fest, an dem Sie Ihr Ziel erreicht haben wollen. Kontrollieren Sie dann an dem entsprechenden Tag, ob Sie Ihr Ziel erreicht haben, ob Sie noch etwas mehr Zeit brauchen oder ob Sie schon mehr erreicht haben, als Sie ursprünglich gedacht hatten. Reagieren Sie nicht mit Frust, wenn Sie von Ihrem Ziel noch etwas entfernt sind – legen Sie einfach ein neues Datum fest und achten Sie darauf, dass der Zeitrahmen realistisch abgesteckt wird. Es ist völlig o.k. und normal, ein Ziel mal nicht in der ursprünglich geplanten Zeit erreichen zu können (denken Sie mal daran, wie oft beim Hausbau, beim Renovieren, bei der Arbeit oder beim Hobby Ziele korrigiert werden müssen und Zeitvorgaben nicht eingehalten werden können).

Führen Sie Buch

Seien Sie nicht zu streng mit sich, wenn Sie ein Ziel nicht nach Plan erreicht haben. Das macht Sie nicht zu einem schlechten Menschen oder zu einem Versager, sondern es besagt nur, dass Sie mehr Zeit brauchen.

Denken Sie beim Festlegen Ihrer Ziele auch daran, sich die Gründe für Ihre Ziele aufzuschreiben. Warum wollen Sie abnehmen (für wen, wollen Sie eine andere Kleidergröße tragen, ist Ihnen Ihr Gewicht peinlich, möchten Sie einem anderen Menschen gefallen usw.) Je klarer Sie sich über die Hintergründe Ihrer Ziele und Wünsche sind, desto besser können Sie Ihre Ziele verfolgen und Ihre Gedanken auf den gewünschten Erfolg programmieren. Schreiben Sie sich Ihre Ziele und Gründe jetzt auf! (Wenn Sie mehr Platz benötigen, nehmen Sie sich bitte ein leeres Blatt Papier zu Hilfe).

Ihre persönlichen Zielvorgaben

Ich setze mir folgende Ziele aus folgenden Gründen:

Tabelle zum Eintragen der Messdaten

	ist	Ziel 1	Ziel 2	Ziel 3	Ziel 4	Ziel 5	Ziel 6
Datum							
Körpergewicht							
Brustumfang							
Armumfang rechts							
Armumfang links							
Oberschenkelumfang rechts							
Oberschenkelumfang links							
Hüftumfang							

Setzen Sie Übungsschwerpunkte

Es ist sehr sinnvoll, sich für einen Zeitraum von vier bis sechs Wochen einen Übungsschwerpunkt auszusuchen, z.B. den Bauch oder die Beine. Für diesen Übungsschwerpunkt suchen Sie sich nun zunächst vier bis fünf Übungen aus, während Sie für die anderen Körperpartien jeweils nur zwei Übungen auswählen.

Steigern Sie sich langsam

Dieses Programm führen Sie dann in den folgenden vier bis sechs Wochen so durch, dass Sie in jeder Trainingseinheit bei jeder Übung mehr Wiederholungen durchführen bzw. die Positionen bei isometrischen Übungen länger halten. Die Variationen der Übungen zählen dabei jeweils als eigene Übung!

Selbstverständlich können Sie jederzeit Übungen hinzufügen, wenn sich Ihre Leistung verbessert hat und Ihnen Ihr zunächst trainiertes Programm schon wesentlich leichter fällt. Füllen Sie jeweils Ihre Trainingszeit (30, 45 oder 60 Minuten) mit so vielen Übungen, wie Sie es wollen. Machen Sie aber für den jeweiligen Schwerpunkt immer mindestens doppelt so viele Übungen wie für die anderen Körperpartien.

Grundsätzlich wird ein Bewegungsprogramm in drei Abschnitte gegliedert:

- *Aufwärmen (Warm-up)*
- *Hauptteil (Schwerpunkte)*
- *Abkühlen (Cool-down)*

Den Schwerpunkt wechseln

Danach wählen Sie sich einen neuen Schwerpunkt, den Sie dann wiederum über vier bis sechs Wochen durchführen. Auf diese Weise wird im Laufe der Zeit der ganze Körper durchtrainiert, wobei es zu großen Leistungszuwächsen im jeweiligen Schwerpunktbereich kommt. Diese Leistungssteigerung wird dann über einen längeren Zeitraum gehalten, weil ja in jedem Übungsprogramm alle Körperpartien berücksichtigt werden, auch wenn sie nicht der Schwerpunkt sind. So kommt es im Laufe der Wochen zu einer deutlichen Leistungsverbesserung des gesamten Körpers, die Sie Ihrem Wunschziel näher bringt.

So legen Sie Ihr Übungsprogramm fest

Tragen Sie die ausgewählten Übungen jeweils in die nachfolgende Tabelle (siehe Seite 46) ein. Beachten Sie dabei Folgendes:

- Bevor Sie ersten Eintragungen machen, kopieren Sie zuerst mehrmals die leere Tabelle.
- Dann legen Sie das erste Übungsprogramm fest und tragen die entsprechenden Übungen in die Tabelle ein.
- Sie benötigen ein Blatt pro Trainingseinheit mit dem jeweiligen Schwerpunkt.
- Tragen Sie dann in jeder Trainingseinheit ein, wie viele Wiederholungen Sie mit jeder Übung gemacht haben und/oder wie viele Sekunden Sie die Übung gehalten haben.
- Tragen Sie unter »Energiebarometer« ein, wie Sie das jeweilige Programm und den jeweiligen Tag subjektiv empfunden haben. Der Energiepegel kann beträchtlichen Schwankungen unterliegen. Er wird maßgeblich durch positive und negative Stressfaktoren beeinflusst, die wiederum erheblichen Einfluss auf das tägliche Leistungsvermögen haben. Notieren Sie sich die Ursachen für die Schwankungen, damit Sie potenziellen Energieräubern schnell auf die Schliche kommen!

»Old habits die hard« sagen die Amerikaner und meinen damit nichts anderes, als dass der Mensch ein Gewohnheitstier ist. Bestimmt haben auch Sie ein paar eingeschliffene Verhaltensweisen, die ihren eigentlichen Zweck längst überlebt haben und Ihnen nur Energie rauben. Höchste Zeit, ihnen auf die Spur zu kommen!

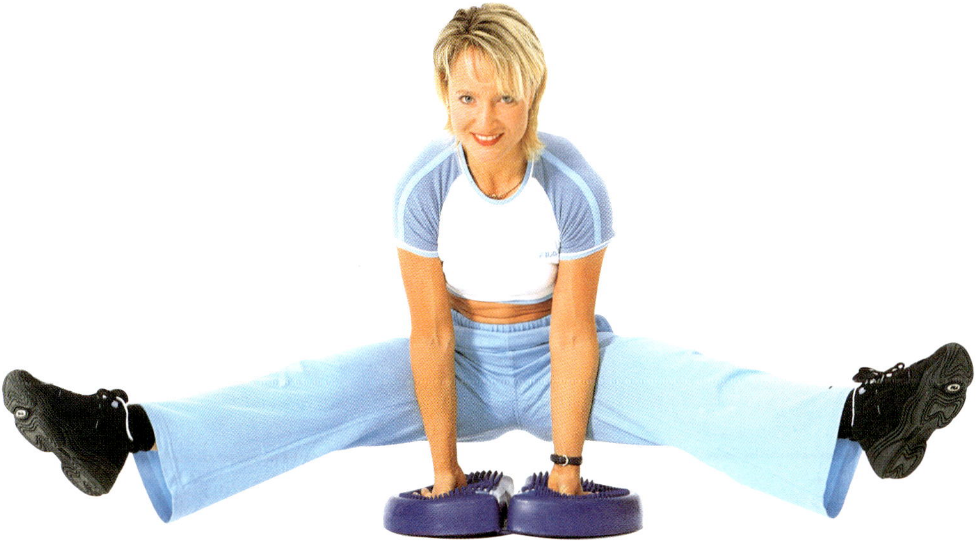

So gewinnen Sie Routine

Führen Sie das gewählte Programm nun einige Tage hintereinander durch. Bevor Sie neue Übungen hinzufügen, führen Sie zunächst die ausgewählten Übungen zwei- oder dreimal hintereinander durch. Dadurch entwickeln Sie Bewegungsroutine (die Nerven schalten dann wesentlich schneller – es kommt zu einem »Bewegungsprogramm« in Gehirn und Rückenmark), die zu einer starken Ökonomisierung der Bewegungsabläufe führt. Bei »gekonnten« Übungen brauchen Sie später weniger Energie, weshalb Sie diese Übungen dann viel öfter hintereinander durchführen können.

Wenn Sie eine Übung 100-mal und mehr problemlos hintereinander ausführen, wechseln Sie die Bewegungstechnik und ergänzen das Programm durch neue Übungen.

Vielleicht erscheint Ihnen die Zahl 100 am Anfang utopisch, aber nach mehreren Wochen Training werden Sie feststellen, dass Sie bestimmte Übungen sogar wesentlich häufiger hintereinander schaffen (der Rekord bei »Crunches« – das sind Bauchmuskelübungen – liegt bei über 3500 Wiederholungen!).

Auch Sportliche brauchen zum Einüben ungewohnter Bewegungsabläufe zunächst einen ziemlich hohen Energieaufwand. Der Körper merkt sich aber rasch die neuen Belastungen und setzt die Muskeln so ökonomisch wie möglich ein – die Ausdauer und das Reaktionsvermögen steigen.

Mein Trainingsprogramm

Schwerpunkt: ______________ Für die Zeit von ___ bis ___ Datum: ________________

1. Aufwärm-Ritual (S.56)

2. Trainingsprogramm

Wdhl. = Wiederholungen, s = Sekunden

Nr.	Übung Nr.	Seite	1. Durchgang		2. Durchgang		3. Durchgang	
			Wdhl.	s	Wdhl.	s	Wdhl.	s
1								
2								
3								
4								
5								
6								
7								
8								
9								
10								
11								
12								
13								
14								
15								
16								
17								
18								
19								
20								

3. Cool-down (Entspannung)

4. Mein Energie-Barometer: Heute war mein Energie-Pegel

Sehr hoch ☐ hoch ☐ mittelmäßig ☐ eher niedrig ☐ sehr niedrig ☐

5. Die Übungen habe ich heute so empfunden:

Sehr schwer ☐ schwer ☐ mittelschwer ☐ leicht ☐ sehr leicht ☐

Begründung: ____

Beispielprogramm: Mein Trainingsprogramm

Schwerpunkt: Bauch - Für die Zeit von 1.3. bis 15.4. Datum: 2.3.

1. Aufwärm-Ritual (S.56)

2. Trainingsprogramm

Wdhl. = Wiederholungen, s = Sekunden

Nr.	Übung Nr.	Seite	1. Durchgang		2. Durchgang		3. Durchgang	
			Wdhl.	s	Wdhl.	s	Wdhl.	s
1	1	Bein	20		20			
2	3	Bein	20		20			
3	1 a	Bauch	10		10			
4	1 b	Bauch	10		10			
5	2	Po	6		6			
6	2 a	Bauch	8		8			
7	2 b	Bauch	10		8			
8	2 c	Bauch	6		4			
9	3 a	Po	10		8			
10	4 a	Bein	15		16			
11	1 a	Arme	8		8			
12	2 a	Arme	6		6			
13								
14								
15								
16								
17								
18								
19								
20								

3. Cool-down

4. Mein Energie-Barometer: Heute war mein Energie-Pegel

Sehr hoch ☐ hoch x mittelmäßig ☐ eher niedrig ☐ sehr niedrig ☐

5. Die Übungen habe ich heute so empfunden:

Sehr schwer ☐ schwer ☐ mittelschwer ☐ leicht x sehr leicht ☐

Begründung: Heute Abend Date mit einem lieben Freund

So gestalten Sie den Übungszyklus

- Unabhängig von den Trainingsschwerpunkten sollten Sie zu Beginn jeder Trainingseinheit ein kleines Aufwärmritual durchführen (siehe Seite 56ff). Damit stimmen Sie sich auf das Trainingsprogramm ein und bereiten Kopf und Körper auf die folgenden Übungen vor.
- Danach sollten Sie immer zwei oder drei kreislauffördernde Übungen durchführen, z.B. Übung Nr. 2 aus dem Beinprogramm.
- Anschließend wählen Sie Ihren Übungsschwerpunkt (Bauch, Beine, Po oder Arme). Wählen Sie aus den jeweils zehn Übungen vier oder fünf Übungen aus (denken Sie daran, dass die Variationen als eigene Übungen gelten!). Führen Sie mindestens zwei dieser Übungen hintereinander aus – Fortgeschrittene führen konsequent alle Übungen des Schwerpunktes hintereinander aus. Um am Anfang Überforderungen zu vermeiden, nehmen Sie dann eine Übung für eine andere Körperpartie, um danach wiederum zwei bis drei Übungen aus dem Schwerpunkt durchzuführen. Anschließend führen Sie jeweils eine oder zwei Übungen für die noch nicht angesprochenen Körperpartien durch.

Sanfte Übergänge machen Ihr Training gesünder und effektiver. Warm-up und Cool-down sind deshalb keinesfalls Zeitverschwendung, sondern stimmen Körper und Geist auf die Übungsanforderungen ein bzw. leiten zur Regenerationsphase und Rückkehr zur Alltagsarbeit über.

Zum Ausklang – das Cool-down

Am Ende jeder Trainingseinheit erfolgt das »Cool-down« – das Abkühlen und Entspannen. Dazu eigenen sich alle Dehnübungen oder aber Sie legen sich ganz einfach entspannt auf den Rücken und atmen tief durch. Spüren Sie dabei, wie sich die Muskeln entspannen und wie das Herz allmählich langsamer schlägt. Genießen Sie die Ruhe nach der Anstrengung und führen Sie dabei einige der Mental-Übungen durch, die ab Seite 16 beschrieben sind.

Erfolg braucht Beweise

Vielleicht erscheint Ihnen die angeforderte »Buchhaltung« zu aufwendig und überflüssig – schließlich kann man ja auch trainieren, ohne die Wiederholungen oder Sekunden zu zählen. Das ist sicherlich richtig, aber Sie wollen ja ein Ziel erreichen, und das möglichst in absehbarer Zeit. Natürlich können Sie nach Gefühl trainieren – das würde die rechte Hirnhälfte zufrieden stellen, die ja mehr die emotionale Befriedigung sucht. Die linke, rationale Hirnseite würde dagegen unbefriedigt bleiben – sie braucht den objektiven Beweis für die Leistungssteigerung, die Sie ihr in Form von klaren Zahlen liefern sollten. Erst wenn beide Hirnhälften zufrieden gestellt sind, wird der Erfolg fühl- und sichtbar. Aus diesem Grund ist es sehr wichtig, die Wiederholungszahlen tatsächlich jedes Mal aufzuschreiben.

Hören Sie auf Ihren Körper

Lassen Sie sich aber nicht durch die Zahlen dazu zwingen, ständig höhere Leistungen anzustreben. Bedenken Sie immer, dass die aktuelle Tagesleistung durch sehr viele Faktoren bestimmt wird und dass man nicht jeden Tag über die gleiche Leistungsfähigkeit verfügt. Hören Sie immer auf das, was der Körper Ihnen sagt – die somatische Intelligenz ist der geistigen Intelligenz nicht unterlegen, sie ist ihr in vielen Bereichen sogar überlegen.

So weiß der Körper oft schon mehrere Tage im Voraus, wenn sich eine Grippe anbahnt, obwohl die typischen Symptome wie Husten und Schnupfen noch gar nicht aufgetreten sind. Beim Trainieren machen sich die verminderten Abwehrkräfte aber sofort durch Schlappheit und Leistungsschwächen bemerkbar. Setzen Sie Ihr Training dann ruhig fort, aber mit reduziertem Elan.

Wann Sie nicht trainieren sollten

Brechen Sie das Training aber auf jeden Fall immer dann ab, wenn Ihnen schwindelig oder schlecht wird, oder wenn Sie massive Koordinationsschwierigkeiten bekommen. Es lohnt sich nicht, hier unkalkulierbare Risiken einzugehen!

Schreiben Sie dann auf Ihr Trainingsblatt, warum Sie das Training abgebrochen haben, und setzen Sie Ihr Programm erst dann fort, wenn es Ihnen wieder gut geht.

Spezialtipp !

Sie kennen sich selbst am besten: Ist der »innere Schweinehund« stark ausgeprägt und liefert stets neue Ausreden, warum das Training ausfallen oder abgekürzt werden sollte, oder verfolgt Sie eher der Leistungsgedanke und treibt Sie bis zur Erschöpfung zur Trainingssteigerung? Je nach Typ sollten Sie den Schwerpunkt mehr auf einen strikt kontrollierten Trainingsplan oder aber mehr auf aufmerksames Lauschen auf Ihr »Bauchgefühl« setzen.

Werten Sie solche Unterbrechungen nicht als Misserfolg, sondern als vollkommen normale und natürliche Einschnitte. Fangen Sie mit Ihrem Programm dann wieder an, wenn es Ihnen gut geht. Im Laufe der Wochen werden Sie feststellen, dass Sie deutlich mehr Wiederholungen schaffen und dass Sie in der gleichen Zeit mehr Übungen bewältigen können. Alles wird Ihnen leichter fallen, weil die Pfunde purzeln bzw. weil Ihre Muskulatur wesentlich leistungsfähiger geworden ist. Schreiben Sie die Zahlen auf und notieren Sie auch, wie Sie sich jeweils fühlen: Erfolg braucht Beweise!

Die richtige Motivation

Luftschlösser zu bauen ist kein reiner Müßiggang, denn mit allen Sinnen »ausgemalte« Wunschvorstellungen haben bessere Chancen, zur Realität zu werden – eine möglichst klare Zielvorstellung hilft dabei, auf dem Weg zu bleiben.

Nehmen Sie sich vor jeder Trainingseinheit ein paar Minuten Zeit, um Ihr Gehirn auf das gewünschte Erfolgsprogramm einzustellen. Stellen Sie sich immer wieder vor, wie Sie aussehen möchten, welche Garderobe zu Ihrer Wunschfigur passt, wie Freunde und Bekannte Ihnen ein Kompliment wegen Ihres Aussehens machen, wie Ihre aktuelle Kleidung immer weiter wird, wie Sie fit einen Berg hinauflaufen, wie Sie am Strand elegant in der Sonne liegen oder an einem Ballspiel teilnehmen usw. usw.

Stellen Sie sich die Situation, die Sie gerne erleben möchten, richtig plastisch vor, sehen Sie die Farben, hören Sie Stimmen und Geräusche, riechen Sie die Düfte, fühlen Sie die Kleidung auf Ihrer Haut. Arbeiten Sie mit allen Sinnen, und programmieren Sie auf diese Weise Ihren Kopf auf Erfolg.

Negative Gedanken stoppen

Kein Bewegungsprogramm der Welt wird zum gewünschten Ergebnis führen, wenn Sie nicht innerlich davon überzeugt sind, dass dieses Programm wirklich gut ist.

Körper und Seele müssen gemeinsam auf ein Ziel ausgerichtet werden. Lassen Sie sich nicht von den vermutlich immer wiederkehrenden Gedanken wie »ich habe heute keine Lust, wozu soll ich mich

quälen, das hat ja doch alles keinen Sinn, ich sehe überhaupt keine Veränderungen, ich mache mich nur lächerlich usw.« von Ihrem Ziel abbringen. Dieser Art des »Gedankenmülls« kann man nur dann entgegenwirken, wenn man seine Gedanken bewusst in eine andere Richtung lenkt.
Sagen Sie einfach »Stop«, wenn negative Gedanken sich in den Vordergrund stellen, heben Sie innerlich ein rotes Stopschild hoch und vertreiben Sie damit die miesepetrigen Vorstellungen. Rufen Sie sich schöne Bilder in den Vordergrund und formulieren Sie diese in allen Details aus. Bringen Sie alle Ihre Sinne in Aktion und stellen Sie sich vor, wie Sie sich fühlen, was Sie hören, was Sie riechen und welche Farben im Spiel sind.

Affirmationen laut aussprechen

Wählen Sie sich für jedes Programm eine Affirmation, die Sie dann bei jeder Übung so oft wie möglich wiederholen. Sprechen Sie diese Affirmation möglichst laut aus, damit Sie Ihre eigene Stimme hören können. Affirmationen für die einzelnen Trainings-Schwerpunkte finden Sie jeweils am Ende der Übungen für die betreffenden Schwerpunkte.
Die wichtigste Affirmation heißt: »Ich will und ich kann!« Lassen Sie sich von nichts und niemandem von Ihrem Ziel abbringen. Fangen Sie jetzt und sofort damit an – einen besseren Zeitpunkt, um Ihr Training zu beginnen, gibt es nicht.

Malen Sie sich immer wieder Ihre Idealvorstellung aus, je häufiger, desto besser; sagen Sie sich mindestens hundertmal am Tag, dass Sie Ihr Ziel erreichen.

So überwinden Sie »Durchhänger«

Sie haben im vorhergehenden Kapitel schon einiges über Motivation erfahren: Ziele setzen, Zeiten festlegen, Wunschvorstellungen entwickeln, Affirmationen sprechen, Erfolge notieren usw. Wenn Sie diese Schritte konsequent befolgen, wird es Ihnen mit jedem Training leichter fallen, sich selbst zum Durchhalten zu motivieren. Trotzdem werden Sie mit ziemlicher Sicherheit den einen oder anderen Durchhänger erleben und sich nur mit äußerster Disziplin zum Trainieren aufraffen können. Das ist völlig normal und ausge-

sprochen menschlich. Wenn es sich dabei nur um gelegentliche »Schlampereien« handelt, wird das Ihren Erfolg auch nicht maßgeblich beeinflussen.
Wenn Sie aber merken, dass die »Hängepartie« mehrere Tage dauert oder sich sogar auf eine Woche ausdehnt, wird es kritisch. Dann laufen Sie Gefahr, in die Bequemlichkeitsfalle hineinzutappen und zu alten Gewohnheiten zurückzukehren. Lassen Sie das nicht zu, denn damit rückt Ihr Wunschziel in weite Ferne.

Belohnung und Bestrafung

Bestrafen Sie sich auf gar keinen Fall, wenn Sie mal bei einer Übung ein paar Wiederholungen weniger schaffen oder wenn Sie sich mal richtig schlapp fühlen. Vielleicht ist ja eine Erkältung im Anflug, oder die Hormone spielen verrückt. Kleine Unpässlichkeiten sind normal und müssen nicht abgestraft werden.

Um die Motivation langfristig zu erhalten, sollten Sie sich mehrere Strategien der Belohnung und Bestrafung überlegen. Belohnen Sie sich immer dann, wenn Sie ein Ziel oder Teilziel erreicht haben. Auf diese Belohnung dürfen Sie dann aber auf gar keinen Fall verzichten nach dem Motto: »Das war zu leicht, das kann jeder erreichen, erst wenn ich das nächste Ziel erreicht habe, gönne ich mir etwas, ich habe eigentlich noch keine Belohnung verdient« usw. Damit ziehen Sie sich selbst wieder vom Siegerpodest und machen sich wieder einmal klar, dass Sie nichts wert sind.
Legen Sie hier und jetzt schon fest, wie Sie sich belohnen wollen, wenn Sie etwas erreicht haben.

- Gönnen Sie sich ein gutes Glas Wein
- Kaufen Sie sich ein Buch
- Legen Sie 5 Euro in eine Spezialbelohnungskasse
- Kaufen Sie sich eine schöne CD
- Machen Sie sich einen schönen Abend mit Ihrer Partnerin oder Ihrem Partner
- Belohnen Sie sich mit einem Kleidungsstück
- Machen Sie einen Kurzurlaub

Seien Sie großzügig zu sich selbst

Legen Sie sich die Belohnungsstrategie entsprechend Ihren finanziellen Möglichkeiten fest. Für das Erreichen kleiner Ziele gibt es kleine Geschenke, für das Erreichen großer Ziele gibt es eine satte

Belohnung. Belohnen Sie sich z.B. auch, wenn Sie über mehrere Wochen Ihr Trainingsprogramm regelmäßig durchgeführt haben. Manche messbaren Ergebnisse lassen gelegentlich wochenlang auf sich warten, was aber nicht heißt, dass Sie keine Verbesserungen erzielen (das Umprogrammieren der Zellen der inneren Organe oder der langsam verstoffwechselnden Organe auf höhere Leistungen dauert einfach länger – dann kommt es manchmal erst nach einiger Zeit zu sprunghaften Leistungssteigerungen!). Belohnen Sie also auf jeden Fall Ihr Durchhaltevermögen! Belohnen Sie sich auch, wenn der Hosenbund nicht mehr kneift oder wenn Sie wieder ein Kleidungsstück anziehen können, dass schon längere Zeit einsam in Ihrem Schrank hing. Suchen Sie viele Gelegenheiten, sich zu beschenken, und warten Sie nicht damit bis zum Sanktnimmerleinstag. Lernen Sie, in der Gegenwart glücklich zu sein.

Aber auch kleine Strafen sind sinnvoll

Legen Sie sich aber auch eine Bestrafungsstrategie zurecht, vor allem für die eigene Trägheit oder Faulheit. Die Bestrafung sollte aber nicht so gestaltet werden, dass Sie für ein ausgefallenes Training dann beim nächsten Mal doppelt so viel arbeiten – das würde ein negatives Programm in die Gänge setzen und den Spaß vermutlich sehr reduzieren, abgesehen davon, dass es gesundheitliche Probleme zur Folge haben könnte. Sport ist ja bekanntlich wie Medizin zu dosieren, und man schluckt ja auch nicht die doppelte Pillendosis, wenn man mal vergessen hat, die Tabletten zu nehmen (das könnte bei manchen Medikamenten dann eine tödliche Dosis sein). Bestrafen Sie sich besser mit Tätigkeiten, die Sie wirklich nicht gerne ausführen (mögliche Beispiele siehe Kasten Seite 54). Sie wissen ja selbst am besten, was Sie nicht gerne machen – das sind alle die Dinge, die mit dem Satz anfangen »Ich sollte eigentlich ...«

Eine kleine Strafe für ausgefallenes Training: Gartenarbeit

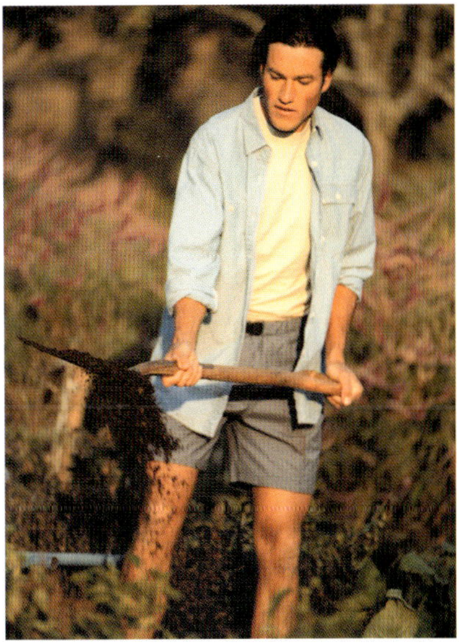

»Strafarbeiten« für Trainingsfaule

- Straße kehren
- Unkraut jäten
- Menschen, die man nicht so gerne mag, besuchen
- Besteck polieren
- Schränke auswischen
- Bücher entstauben
- Keller aufräumen

Sie werden feststellen, dass vorher geplante Strafmaßnahmen ausgesprochen lustvoll sind, wenn man die unliebsamen Sachen endlich erledigt hat. Die Befriedigung, die daraus resultiert, dass man wieder mal etwas zu Ende gebracht hat, liefert mehr Motivation für das Trainingsprogramm als zusätzliches Sporttreiben.

Auch motivierend – mit Freunden trainieren

Bekanntlich ist ja geteiltes Leid halbes Leid und geteilter Spaß doppelter Spaß. Deshalb ist es sehr sinnvoll, wenn man ein Trainingsprogramm gemeinsam mit einem oder mehreren anderen Menschen durchführt.

Vielleicht können Sie ja eine Freundin oder einen Freund davon überzeugen, beim Training mitzumachen. Sie können sich dann gegenseitig anstacheln und zu besseren Leistungen motivieren. Auch Durchhängen wird viel schwerer, wenn eine weitere Person eingebunden ist – keiner will sich dann die Blöße geben, als erster zu faul zu sein. Im Falle einer Faulheitsattacke kann der Partner oder die Partnerin dann helfen, den Anfall schneller zu überwinden.

Komplimente ernten

Besonders motivierend sind natürlich Komplimente. Das Kompliment kann aus dem Mund eines anderen kommen, wobei schon ein einfaches »Hey, du siehst richtig gut aus«, oder »Du bist viel schlanker geworden« wie Schmieröl für die Seele wirkt und auf das Training beflügelnde Effekte hat.

Sie sollten sich aber selbst auch diese Komplimente machen und nicht darauf warten, dass ein anderer die Veränderungen an Ihnen bemerkt. Wenn die Hose nicht mehr so straff um die Hüften oder Oberschenkel sitzt, der Gürtel ein Loch enger geschnallt werden kann oder eine Bluse nicht mehr so spannt, ist das ein Riesenkompliment für Sie. Werfen Sie sich dann im Spiegel eine Kusshand zu freuen Sie sich über Ihren Erfolg.

Kopiervorlage: Belohnungs- und Bestrafungszettel

Mein persönlicher Belohnungsplan

Sie haben sich ja im vorigen Kapitel auf Ihre persönlichen Ziele festgelegt. Legen Sie jetzt fest, was Sie sich gönnen, wenn Sie Ihr Ziele erreicht haben – und ebenso, was Ihnen blüht, wenn Sie Ziele nicht erreichen. Legen Sie so viele Belohnungen fest, wie Sie sich Ziele gesetzt haben. Legen Sie sich immer neue Ziele fest – überlegen Sie sich aber auch jedes Mal wieder, wie Sie sich dann selbst belohnen. Hängen oder legen Sie sich diesen Ziel-Belohnungszettel an eine Stelle, an der Sie ihn täglich mindestens fünfmal sehen müssen (Badezimmerspiegel, Kühlschrank, Computermonitor). Freuen Sie sich jeden Tag darauf, dass Sie sich in absehbarer Zeit etwas gönnen, und genießen Sie im Vorhinein schon jede Sekunde der Belohnung.

- Das gönne ich mir, wenn ich das 1. Ziel erreicht habe:

- Das gönne ich mir, wenn ich das 2. Ziel erreicht habe:

- Das gönne ich mir, wenn ich das 3.Ziel erreicht habe (spätestens hier kommt eine größere Belohnung!!!):

Mein persönlicher Bestrafungsplan

Den Bestrafungszettel legen Sie an eine unauffällige Stelle (klemmen Sie ihn einfach irgendwo in dieses Buch). Holen Sie ihn nur dann heraus, wenn Sie Ihr geplantes Programm zweimal hintereinander geschlampt haben. Treten Sie dann Ihre Strafe sofort an!

Das werde ich tun, wenn ich meine Ziele nicht erreiche:

1.
2.
3.
4.
5.

Aero-step-Übungen

für den ganzen Köper

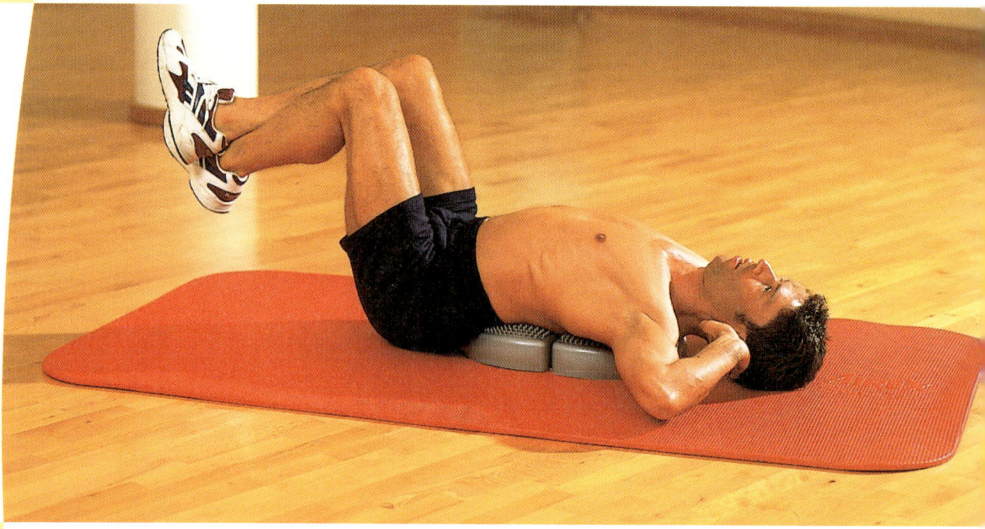

Jetzt geht's los – zunächst mit ein paar Übungen, um warm zu werden. Je nach Schwerpunkt wählen Sie aus jeweils zehn Übungen und ihren Variationen für Beine, Po, Bauch oder Arme Ihr individuelles Aero-step-Programm aus.

Vor dem Start – das Aufwärmritual

Nehmen Sie sich vor jedem Training einige Minuten Zeit, um das folgende »Aufwärmritual« durchzuführen. Dieses kleine Ritual schult die Konzentration und dient der Vorbereitung des Nervensystems, der Muskeln und des Herz-Kreislauf-Systems auf die nachfolgenden Übungen und Bewegungssequenzen.

Da das Training auf dem Aero-step sehr hohe Anforderungen an die Leistungsfähigkeit des gesamten Organismus stellt, ist vor jeder Trainingseinheit eine kurze Gewöhnung an das Gerät sehr empfehlenswert. Das Ritual ist kein Ersatz für Aufwärmtraining. Es kann sowohl vor als auch nach dem eigentlichen »Warm-up« durchgeführt werden, je nachdem, wie es am besten in den Trainingsablauf integriert werden kann.

Das Aufwärmritual kann auch im Sinne des Sammelns von Energie (»das Chi sammeln«) eingesetzt werden.

Der erste Schritt auf den Aero-step lässt Sie jedes Mal im wahrsten Sinne des Wortes »abheben«: Um die ersten Übungen nicht als wacklige Zitterpartie zu absolvieren, sondern die ungewohnte Nachgiebigkeit des Bodens zu genießen, sollten Sie ein paar kleine Vorübungen für die Füße machen.

Die Füße einstimmen

Stellen Sie sich auf den Aero-step und bewegen Sie die Füße in alle Richtungen:

- Plantar-Flexion (Fußspitzen drücken nach unten)
- Dorsal-Flexion (Fersen drücken nach unten)
- Pronation und Supination (Füße nach rechts und links bewegen)

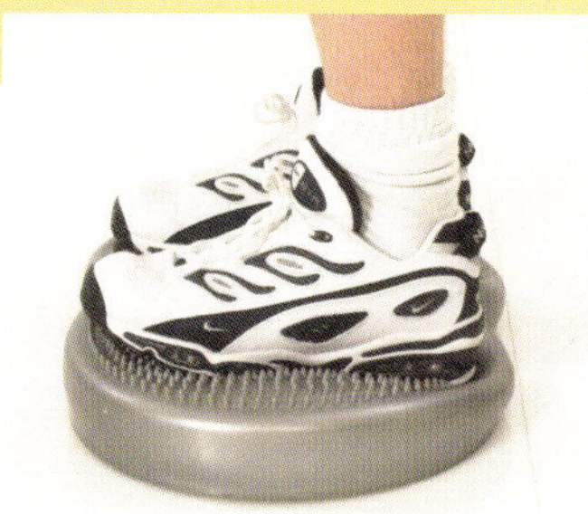

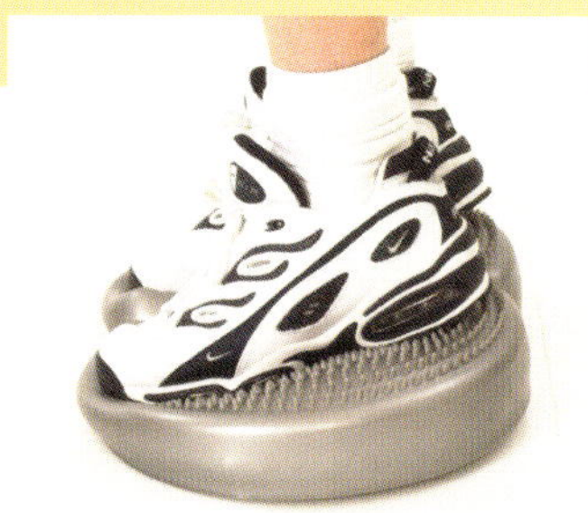

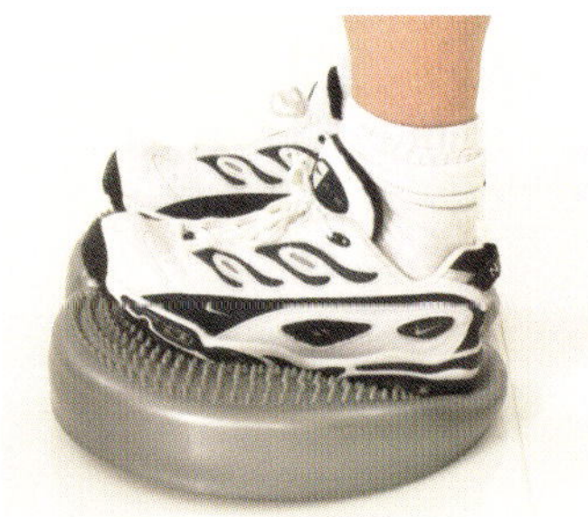

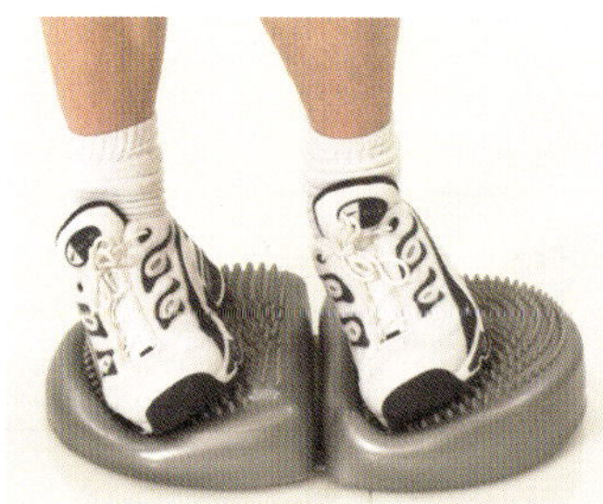

Der Haltungsaufbau

Strecken Sie Ihre Wirbelsäule, richten Sie den Brustkorb auf (Brustbein zeigt nach oben), ziehen Sie die Schultern leicht nach hinten-unten, spannen Sie die Bauch- und Gesäßmuskulatur so an, dass die Wirbelsäule stabilisiert wird.

Verlagern Sie in dieser Haltung das Gewicht leicht in alle Richtungen – nach vorne, nach hinten, nach rechts, nach links, kreisen Sie den Körper nach rechts und nach links und konzentrieren Sie sich dabei auf das Gleichgewicht.

Spüren Sie Ihren Reaktionen nach

Achten Sie auf die Reaktionen in den Fußgelenken, lenken Sie Ihre Aufmerksamkeit nacheinander auf: die Füße, die Knie, die Hüfte, die Wirbelsäule und den Kopf.

Stellen Sie sich dabei folgende Fragen:

- Wo spüre ich die Bewegung?
- Wie fühlt es sich an?
- Wie reagieren die einzelnen Körperteile auf die labile Gleichgewichtssituation und wie gleichen sie die Instabiliät aus?

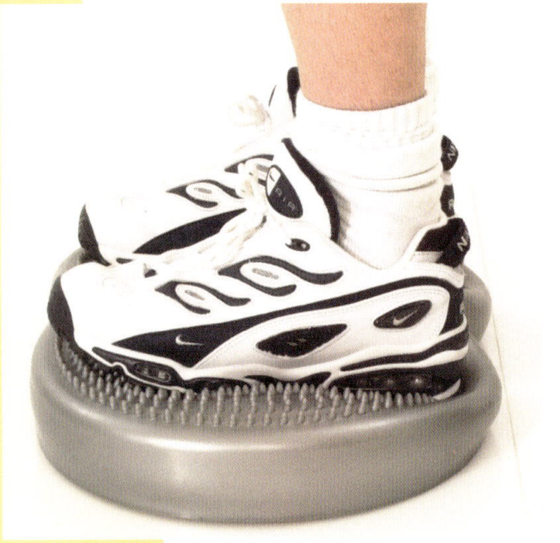

Versuchen Sie, ganz ruhig auf dem Aero-step zu stehen. Die Füße sollten dabei möglichst flach stehen, d.h. das Körpergewicht wird gleichmäßig auf dem ganzen Fuß so verteilt, dass weder eine zu starke Ballen- noch eine starke Fersenbelastung stattfindet.

Atmen Sie in dieser Position tief ein und aus und konzentrieren Sie sich auf eine ganz ruhige Körperhaltung (minimale Schwankungen und kleine Korrekturbewegungen der Fußgelenke sind völlig normal – es sollten nur keine großen Bewegungsausschläge stattfinden).

Die Balance halten

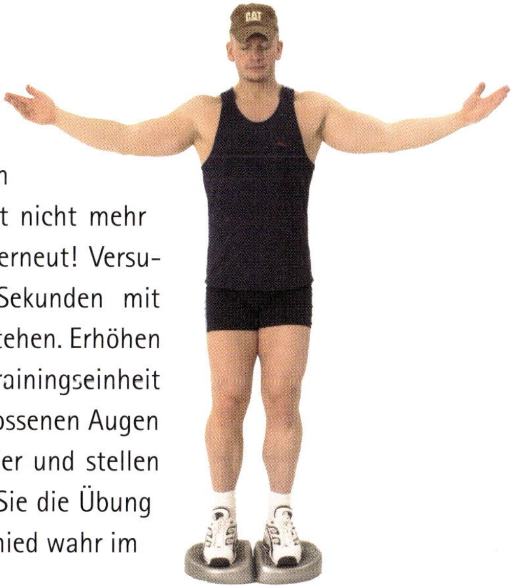

Wenn Sie eine ruhige Haltung bewahren können, schließen Sie die Augen und versuchen Sie, ebenso ruhig im Gleichgewicht zu stehen wie mit geöffneten Augen. Öffnen Sie die Augen, sobald Sie das Gleichgewicht nicht mehr halten können, und konzentrieren Sie sich erneut! Versuchen Sie, anfänglich ca. fünf bis zehn Sekunden mit geschlossenen Augen auf dem Aero-step zu stehen. Erhöhen Sie allmählich auf 30 Sekunden (bei jeder Trainingseinheit einfach ein paar Sekunden länger mit geschlossenen Augen stehen bleiben!). Öffnen Sie die Augen wieder und stellen Sie sich auf den festen Boden. Wiederholen Sie die Übung auf dem Boden und nehmen Sie den Unterschied wahr im Vergleich zur Übung auf dem Aero-step.

Auf einem Bein

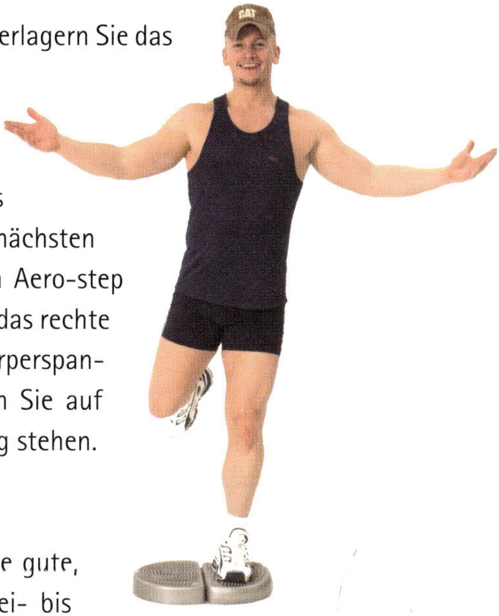

Stellen Sie sich dann wieder auf den Aero-step, verlagern Sie das Gewicht auf das rechte Bein und heben Sie das linke Bein leicht hoch. Versuchen Sie, Ihr Gleichgewicht im Einbeinstand so lange wie möglich zu halten. Wechseln Sie dann auf das linke Bein. Steigern Sie die Haltezeit in den nächsten Trainingseinheiten immer mehr. Gehen Sie vom Aero-step herunter und stellen Sie sich auf dem Boden auf das rechte bzw. linke Bein. Achten Sie nun auf eine gute Körperspannung, strecken Sie die Wirbelsäule und bleiben Sie auf jedem Bein mindestens 20 bis 30 Sekunden ruhig stehen.

Zum Abschluss

Stellen Sie sich auf den Boden, nehmen Sie eine gute, aufgerichtete Körperhaltung ein, atmen Sie drei- bis viermal tief ein und beenden Sie in großer Ruhe und Gelassenheit das Aerostep-Eröffnungsritual.

Übungen für schlanke Beine

Alle Übungen für die Oberschenkelmuskulatur trainieren in irgendeiner Form auch die Gesäßmuskeln mit. Sie können die Übungen jeweils immer dadurch intensivieren, dass Sie sich beim Trainieren auf die gewünschte Muskelpartie konzentrieren. Durch diese »innere Ansicht« lenken Sie Ihre Konzentration auf die entsprechenden Muskeln und bewirken so ein verstärktes Training. Diese Art des mentalen Trainings sorgt für eine bessere Koordination und erleichtert später die Bewegungsabläufe. Sollte es Ihnen anfänglich nicht gelingen, die »Innenansicht« auf die gewünschte Körperpartie zu lenken, helfen Sie sich mit einem kleinen Trick: Legen Sie eine Hand auf die entsprechende Stelle und machen Sie sich durch den »taktilen Reiz« bewusst, welche Muskeln oder Muskelanteile Sie ganz besonders intensiv trainieren wollen.

Trainingshinweis

Achten Sie vor allem auf eine korrekte Einstellung der Kniegelenke (nicht nach innen oder außen wegknicken) und denken Sie daran, dass die Hüftgelenke Kugelgelenke sind. Das bedeutet, dass der Gelenkknorpel des Hüftgelenkes von allen Seiten »durchsaftet« werden muss, was durch einseitige Übungen nicht gewährleistet wird. Wechseln Sie deshalb systematisch die Beinpositionen, um die Hüftgelenke in jede Richtung zu mobilisieren.

Auch die Gelenke trainieren mit

Beim Training der Oberschenkel muss unbedingt berücksichtigt werden, dass nicht nur die Muskeln trainiert werden. Jede Bewegung der Beine erfordert auch Bewegungen der Gelenke. Besonders häufig sind die Hüft- und Kniegelenke von Arthrose betroffen, d.h. der Gelenkknorpel ist durch Verschleiß, falsche Belastungen oder auch Krankheiten nicht mehr optimal funktionsfähig. Achten Sie beim Training der Beine deshalb besonders auf Signale der Gelenke. Starke Knack- und Knirschgeräusche sollten nach der Aufwärmphase verschwinden.

Die Gelenke sollten nie während der Bewegung schmerzen und auch nach Übungsende nicht weh tun. Nachbelastungsschmerzen zeigen an, dass die Trainingsintensität bzw. die Übungsausführung nicht optimal waren. Beenden Sie also alle Übungen, sobald die Gelenke sich melden. Machen Sie lieber eine längere Pause oder wechseln Sie häufiger die Seite, um Gelenkprobleme zu vermeiden. Vermeiden Sie einseitige Gelenkbelastungen und wählen Sie die Übungen entsprechend aus.

Übung 1: Leg-Curl

Diese Übung ist sehr leicht – erst durch viele Wiederholungen wird sie anstrengend. Sie fördert hervorragend die Durchblutung der Beine und wirkt besonders intensiv auf das Herz-Kreislauf-System. Am besten legen Sie eine CD auf (Beatzahl: 120 bis 125 Schläge pro Minute) und führen diese Übung über 12 bis 15 Minuten lang durch. Auf diese Weise haben Sie ein gutes Aufwärmtraining absolviert und den Kreislauf in Schwung gebracht.

Trainierte Muskulatur: Unterschenkel-Beugemuskulatur (Oberschenkel-Rückseite)

Trainingshinweis

Achten Sie auf eine aufrechte Körperhaltung und bewegen Sie die Arme kräftig mit.

Übungsausführung

- Stellen Sie sich vor den Aero-step und machen Sie mit dem linken Fuß eine Schritt auf die linke Kammer des Aero-steps (Zählzeit 1).
- Ziehen Sie dann die rechte Ferse zum Gesäß (Zählzeit 2) und setzen Sie anschließend den rechten Fuß wieder auf den Boden (Zählzeit 3).
- Machen Sie dann mit dem linken Fuß einen Schritt zurück auf den Boden (Zählzeit 4).

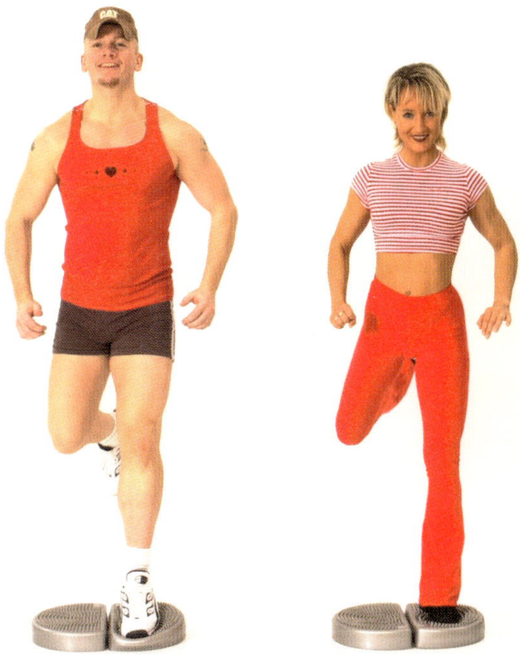

Wiederholungen und Variationen

a) Beginnen Sie jetzt wieder mit dem linken Fuß und wiederholen Sie die Übung mehrere Male hintereinander oder beginnen Sie abwechselnd mit dem rechten und dem linken Fuß.

b) Bleiben Sie mit dem linken bzw. rechten Fuß auf dem Aero-step stehen und ziehen Sie mehrmals hintereinander den rechten bzw. linken Fuß zum Gesäß (in der Aerobic »Repeater« genannt).

c) Wiederholen Sie die Übungen auf der anderen Seite.

Übung 2: Leg-Curl überkreuz

Achten Sie bei dieser Übung besonders gut auf die richtige Positionierung der Füße auf dem Aero-step. Versuchen Sie möglichst, den Fuß in die Mitte der jeweiligen Kammer zu platzieren und den Fuß möglichst gerade zu halten.

Trainierte Muskulatur: Unterschenkel-Beugemuskulatur (Oberschenkel-Rückseite)

Übungsausführung

- Wie Übung 1, nur dass Sie dieses Mal den rechten Fuß auf die linke Kammer und den linken Fuß auf die rechte Kammer des Aero-steps stellen (Zählzeit 1). Dadurch wird der Körper leicht diagonal zur Seite gedreht.
- Ziehen Sie wieder die Ferse des nicht auf dem Aero-step stehenden Fußes zum Gesäß (Zählzeit 2) und setzen Sie anschließend den Fuß wieder auf den Boden (Zählzeit 3).
- Machen Sie dann mit dem anderen Fuß einen Schritt zurück auf den Boden (Zählzeit 4).

Wiederholungen und Variationen

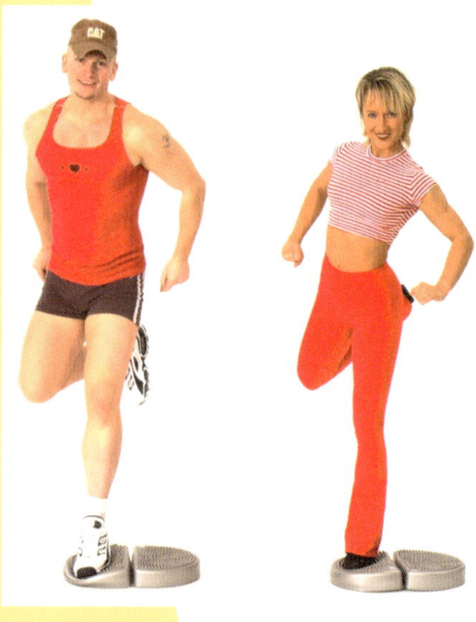

a) Wie bei Übung 1 mehrmals denselben Fuß auf den Aero-step stellen, dann abwechselnd den rechten und linken Fuß.

b) Auch hier hönnen Sie wieder »Repeater« einbauen, also mehrmals hintereinander dieselbe Ferse zum Gesäß ziehen.

Trainingshinweis

Ziehen Sie die Ferse des jeweiligen Beines immer kräftig in Richtung Gesäß. Fortgeschrittene können dabei auch Fußmanschetten um die Knöchel legen. Wenn Sie Übung 1 und 2 miteinander kombinieren, entsteht ein abwechslungsreiches Aufwärmprogramm!

Übung 3: Knee-lift und Kick

Diese Übung können Sie auf zwei verschiedene Arten ausführen:

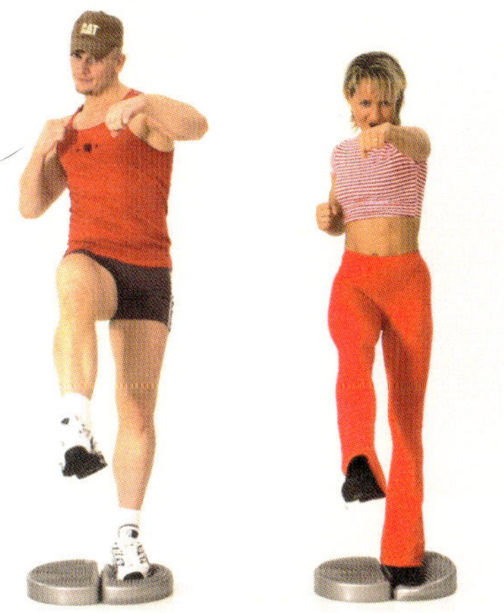

1. Sie heben den Oberschenkel angewinkelt an – dabei können Sie unterschiedliche Beugewinkel wählen. Je höher Sie die Knie heben, desto anstrengender wird die Übung.
2. Sie führen mit dem Unterschenkel einen Kick nach vorne durch – auch hier gilt: Je höher das Bein gehoben wird, desto anstrengender wird die Übung.

Die Arme können Sie dabei nach Belieben in alle Richtungen bewegen: vorwärts, seitwärts, rückwärts, über Kopf heben, Boxen in alle Richtungen, die Arme überkreuzen – lassen Sie Ihrer Phantasie freien Lauf und gestalten Sie Ihr Training so abwechslungsreich wie möglich. Das bringt Ihre grauen Zellen zusätzlich in Schwung und trainiert Ihre Koordination.

Trainierte Muskulatur: Beinhebe- und Streckmuskulatur (Oberschenkel-Vorderseite)

Spezialtipp

Kicks können zur seelischen Entspannung beitragen: Malen Sie sich z.B. genüsslich dabei aus, wie Sie festgefahrene Probleme mit einem gezielten Tritt endlich wieder »ins Rollen« bringen – und dabei immer schön in der Balance bleiben!

Übungsausführung

Wie bei den Übungen 1 und 2 stellen Sie abwechselnd den linken und rechten Fuß auf den Aerostep, nur dass Sie bei dieser Übung das Knie des Spielbeines nach vorne hochziehen, statt die Ferse zum Gesäß zu ziehen.

Trainingshinweis

Achten Sie vor allem bei den Kicks darauf, dass die Kniegelenke nicht dadurch überlastet werden, dass Sie die Gelenke überstrecken (Kniegelenke nicht »einrasten« lassen bei der Streckung).

Übung 4: Seitheben der Beine (Abduktion)

Führen Sie diese Übung zunächst mit angewinkelten Beinen, später mit gestreckten Beinen durch. Sie können die Beinposition variieren, indem Sie mal die Beine mehr nach vorne anheben, mal genau zur Seite führen und mal leicht nach hinten seitlich anheben. Dadurch werden jeweils unterschiedliche Anteile der Seithebe-Muskulatur trainiert. Je stärker Sie die Beine nach hinten anheben, desto intensiver wird die Gesäßmuskulatur mittrainiert.

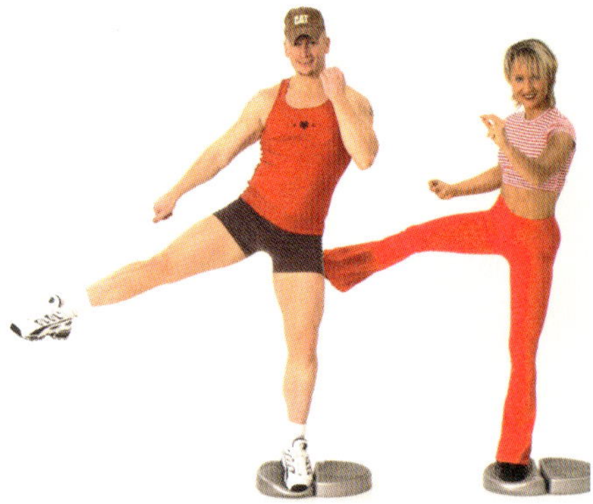

Trainierte Muskulatur: Seitheber des Beines (Abduktoren)

Übungsausführung

Um ein Bein seitlich anzuheben, müssen Sie sich vorwiegend auf das Standbein konzentrieren: Versuchen Sie, die Waden- und Oberschenkelmuskeln des Standbeins fest anzuspannen und die Ausweichbewegung des Oberkörpers möglichst gering zu halten.

Wie bei den Übungen 1 und 2 stellen Sie abwechselnd den linken und rechten Fuß auf den Aerostep, nur dass Sie dieses Mal mit dem Spielbein einen Unterschenkelkick ausführen.

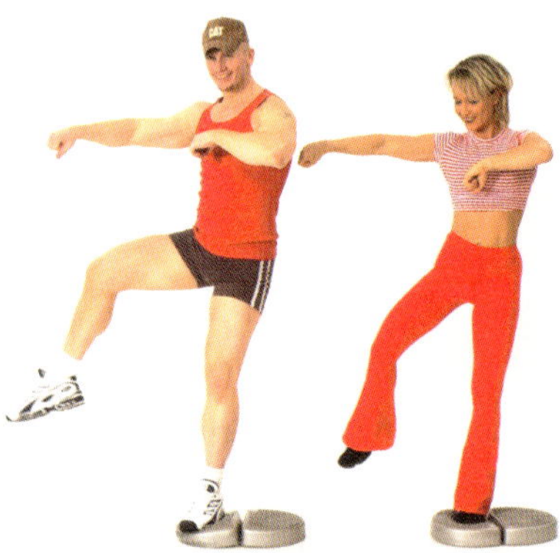

Trainingshinweis

Um das Hüftgelenk optimal zu belasten, ist ein kontinuierlicher Wechsel der Beinposition sinnvoll. Wechseln Sie daher spätestens nach acht bis zehn Wiederholungen die Position.

Achten Sie auch bei dieser Übung darauf, dass die Kniegelenke nicht dadurch überlastet werden, indem Sie die Gelenke überstrecken (Kniegelenke nicht »einrasten« lassen bei der Streckung).

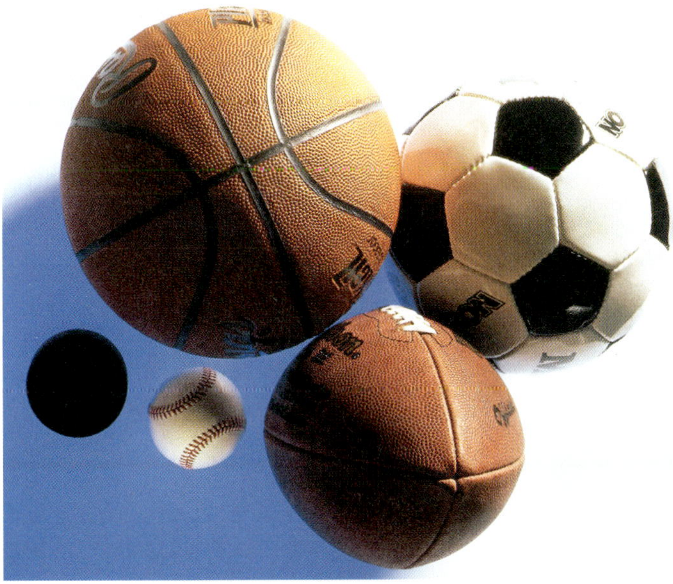

Nehmen Sie für die Übung 5 nicht immer denselben Ball. Mit wechselndem Umfang und Gewicht des verwendeten Balls können Sie die Übung leichter oder schwieriger gestalten und die Geschicklichkeit Ihres »Spielbeins« allmählich steigern.

Übung 5: Ballkreisen um den Aero-step

Diese Übung erfordert in hohem Maße Gleichgewichtsgefühl und Reaktionsvermögen, auch wenn sie auf den ersten Blick sehr einfach aussieht. Konzentrieren Sie sich nach und nach immer stärker darauf, den Fuß des Standbeines möglichst flach auf dem Aerostep zu halten.

Sie können diese Übung auch ohne einen Ball durchführen, indem Sie das Schwungbein bogenförmig von vorne nach hinten um den Aero-step führen. Mit Ball ist es allerdings erheblich anstrengender, sodass diese Variation besonders für Fortgeschrittene zu empfehlen ist.

Trainierte Muskulatur: gesamte Beinmuskulatur

Trainingshinweis

Bei dieser Übung wird vor allem die Leistungsfähigkeit des Standbeines gefordert. Die Belastung auf dem Hüftgelenk ist hierbei besonders hoch. Wechseln Sie öfter das Standbein, um Überbelastungen des Hüftgelenkes zu vermeiden.

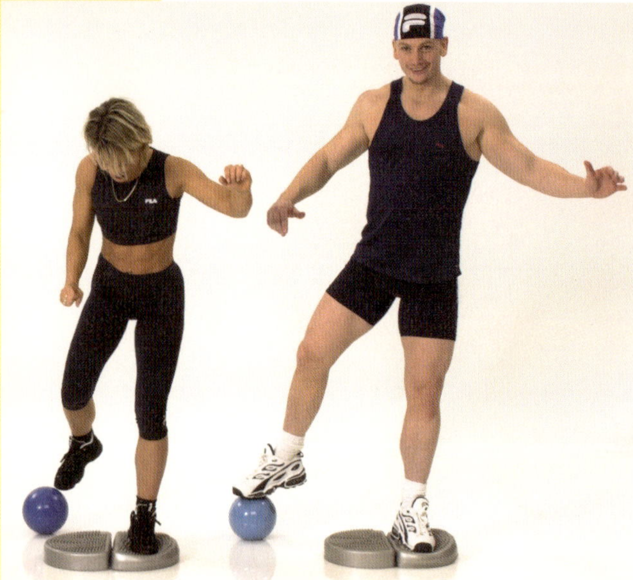

Übungsausführung

- Legen Sie einen Ball vor den Aero-step und stellen Sie sich mit dem rechten Fuß auf den Aero-step.
- Legen Sie die linke Zehenspitze auf den Ball und versuchen Sie, den Ball bogenförmig von vorne nach hinten (jeweils so weit wie möglich) um den Aero-step zu rollen. Wechseln Sie anschließend die Seite.

Variationen

a) Rollen Sie den Ball vor dem Aero-step nach rechts und links.

b) Rollen Sie den Ball seitlich neben dem Aero-step gerade von vorne nach hinten und von rechts nach links (so weit wie möglich nach außen zur Seite rollen).

c) Rollen Sie den Ball hinter dem Aero-step von rechts nach links.

d) Machen Sie einen Achterkreis mit dem Ball neben dem Aero-step.

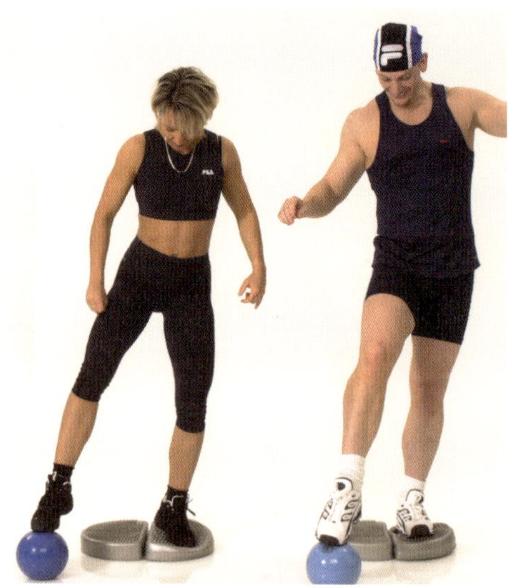

Übung 6: Ausfallschritte nach vorne

Kniebeugen können prinzipiell in allen Beugewinkeln ausgeführt werden. Je tiefer Sie das Knie beugen, desto anstrengender wird die Übung. Da viele Menschen Probleme mit den Kniegelenken haben, die auf sehr unterschiedliche Ursachen zurückzuführen sind, muss jeder für sich selbst ausprobieren, bis zu welchem Beugewinkel man Kniebeugen ohne Probleme durchführen kann. Fangen Sie mit leichten Beugungen an und gehen Sie allmählich tiefer.

Sie können die Belastung noch zusätzlich dadurch steigern, dass Sie die Schrittlänge vergrößern, also immer weiter nach vorne gehen. Konzentrieren Sie sich mal mehr auf die Oberschenkel-Vorderseite, dann mehr auf die Oberschenkel-Rückseite und dann noch auf die Gesäßmuskulatur. Je nach »Innenanschau« können Sie dann unterschiedliche Muskelpartien stärker trainieren.

Trainierte Muskulatur: gesamte Beinmuskulatur

Wenn es bei Kniebeugen hörbar knackt im Gelenk oder sogar ein jäher Schmerz auftritt, sollten Sie die Übung sofort abbrechen. Bei folgenden Übungssequenzen sollten Sie Kniebeugen nur sehr allmählich vertiefen, damit die Oberschenkelmuskulatur Zeit hat, sich besser zu entwickeln und das Kniegelenk zu entlasten.

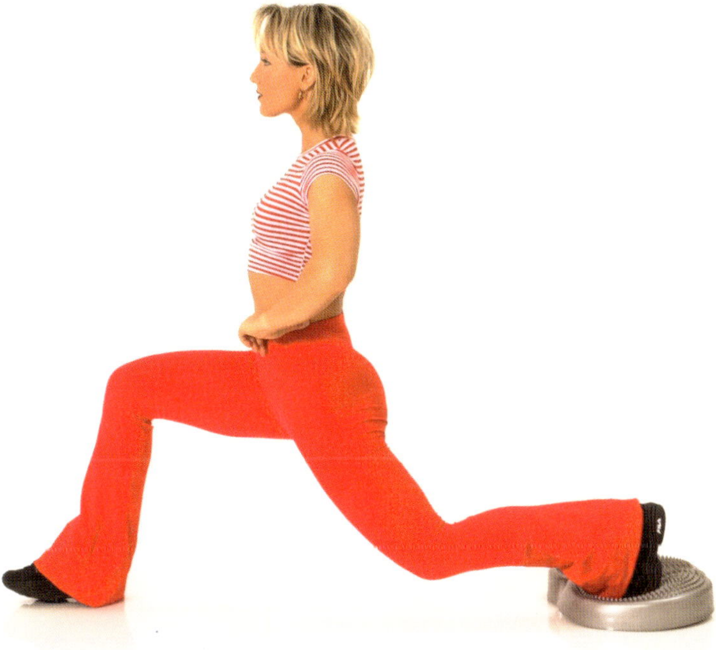

Übungsausführung

Stellen Sie sich mit beiden Füßen auf den Aero-step. Machen Sie mit dem rechten Fuß einen weiten Schritt nach vorne und fangen Sie Ihr Körpergewicht kontrolliert auf (Fuß leise aufsetzen). Das linke Bein wird dabei fast gestreckt.

Varianten und Wiederholungen

a) Drücken Sie sich mit dem rechten Fuß kräftig ab und stellen Sie den rechten Fuß wieder auf den Aero-step. Wiederholen Sie diese Übung bis zu 30-mal und wechseln Sie dann die Seite.

b) Bleiben Sie im Ausfallschritt stehen. Beugen und strecken Sie mehrere Male hintereinander das rechte Bein (unterschiedliche Beugewinkel probieren), das linke Bein bleibt gestreckt.

c) Bleiben Sie im Ausfallschritt stehen. Beugen und strecken Sie jetzt das rechte Bein auf zwei bzw. vier Zählzeiten.

d) Bleiben Sie im Ausfallschritt stehen und beugen Sie das rechte Knie leicht. Halten Sie nun das rechte Bein in dieser Position. Beugen und strecken Sie nun abwechselnd das linke Bein.

e) Halten Sie das rechte Bein in der Beugeposition. Beugen und strecken Sie nun abwechseln das linke Bein auf zwei bzw. vier Zählzeiten.

f) Halten Sie den rechten Fuß vorne, das Knie ist leicht gebeugt. Beugen Sie nun auch das linke Bein. Beugen und strecken Sie parallel beide Beine (auch auf zwei und vier Zählzeiten). Achten Sie dabei besonders darauf, das der Fuß auf dem Aero-step flach gehalten wird.

Wiederholen Sie die Übungen a) bis f) mit dem linken Bein vorne.

Das nimmt das Kniegelenk übel: Wenn es stark gebeugt und gleichzeitig gedreht wird, steckt das Gelenk quasi wie in einer Schraubzwinge. Zu dieser Fehlbelastung kommt es auch häufig, wenn untrainierte Wanderer steil abwärts gehen und dabei die Füße seitwärts stellen, Kopf und Knie aber in Laufrichtung drehen.

Trainingshinweis

Achten Sie bei dieser Übung auf eine korrekte Knie-Fuß-Einstellung, d.h. die Kniescheibe zeigt über die Zehenspitzen (nicht nach rechts oder links mit dem Knie ausweichen). Halten Sie den Rücken dabei möglichst gerade, um die Wirbelsäule optimal zu belasten.

Übung 7: Ausfallschritte zur Seite

Hier gelten die gleichen Hinweise wie für Übung 6. Sie können die Ausfallschritte zusätzlich variieren, indem Sie mal mehr nach vorne, mal mehr nach hinten zur Seite gehen. Jeder Winkel ist richtig und gut. Sie können außerdem je nach Fußstellung unterschiedliche Muskelanteile trainieren.

Trainierte Muskulatur: gesamte Beinmuskulatur, Gesäßmuskeln

Übungsausführung

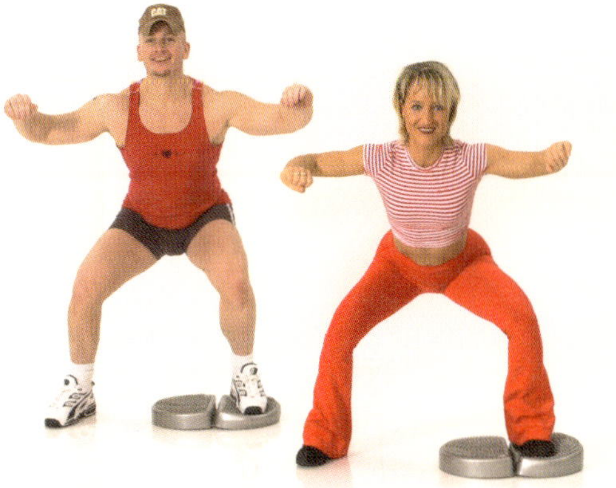

Stellen Sie sich mit beiden Füßen auf den Aero-step. Machen Sie mit dem rechten Fuß einen weiten Schritt zur Seite.

a) Drücken Sie sich mit dem rechten Fuß kräftig ab und stellen Sie den rechten Fuß wieder auf den Aero-step. Wiederholen Sie diese Übung bis zu 30-mal und wechseln Sie dann die Seite.

b) Halten Sie den Fuß in dieser Position. Beugen und strecken Sie mehrere Male hintereinander das rechte Bein (unterschiedliche Beugewinkel probieren).

c) Halten Sie den Fuß in dieser Position. Beugen und strecken Sie das rechte Bein auf zwei bzw. vier Zählzeiten.

d) Halten Sie den Fuß in dieser Position und beugen Sie das rechte Knie. Beugen und strecken Sie nun abwechselnd das linke Bein.

e) Halten Sie den Fuß in dieser Position und beugen Sie das rechte Knie. Beugen und strecken Sie nun abwechselnd das linke Bein auf zwei bzw. vier Zählzeiten.

f) Halten Sie den rechten Fuß in dieser Position, das Knie ist leicht gebeugt. Beugen Sie nun auch das linke Bein. Beugen und strecken Sie parallel beide Beine (auf zwei und vier Zählzeiten). Achten Sie dabei darauf, dass der Fuß auf dem Aero-step flach gehalten wird.

Wiederholen Sie die Übungen a) bis f) mit dem linken Bein.

Trainingshinweis !

Achten Sie besonders bei unterschiedlicher Fußpositionierung darauf, dass die Knie- und Fußgelenke korrekt belastet werden. Die Knie zeigen in jeder Position in Richtung Fußspitze!

Trainingshinweis

Achten Sie besonders auf eine gute Rumpfhaltung – weichen Sie möglichst wenig mit dem Rumpf nach vorne aus und verlagern Sie Ihr Körpergewicht möglichst in die Mitte.

Übung 8: Ausfallschritte nach hinten

Hier gilt, was bei Übung 6 über Kniebeugen und bei Übung 7 zu Ausfallschritten gesagt wurde.

Trainierte Muskulatur: gesamte Beinmuskulatur

Übungsausführung

Stellen Sie sich mit beiden Füßen auf den Aero-step. Machen Sie mit dem rechten Bein einen weiten Schritt nach hinten.

a) Drücken Sie sich mit dem rechten Fuß kräftig ab und stellen Sie den rechten Fuß wieder auf den Aero-step. Wiederholen Sie diese Übung bis zu 30-mal und wechseln Sie dann die Seite.

b) Halten Sie den Fuß in dieser Position. Beugen und strecken Sie mehrere Male hintereinander das rechte Bein (unterschiedliche Beugewinkel probieren).

c) Halten Sie den Fuß in dieser Position. Beugen und strecken Sie jetzt das rechte Bein auf zwei bzw. vier Zählzeiten.

d) Halten Sie den Fuß in dieser Position und beugen Sie das rechte Knie. Beugen und strecken Sie nun abwechselnd das linke Bein.

e) Halten Sie den Fuß in dieser Position und beugen Sie das rechte Knie. Beugen und strecken Sie nun abwechseln das linke Bein auf zwei bzw. vier Zählzeiten.

f) Halten Sie den rechten Fuß hinten, das Knie ist leicht gebeugt. Beugen Sie nun auch das linke Bein. Beugen und strecken Sie parallel beide Beine (auch auf zwei und vier Zählzeiten). Achten Sie dabei besonders darauf, dass der Fuß auf dem Aero-step flach gehalten wird.

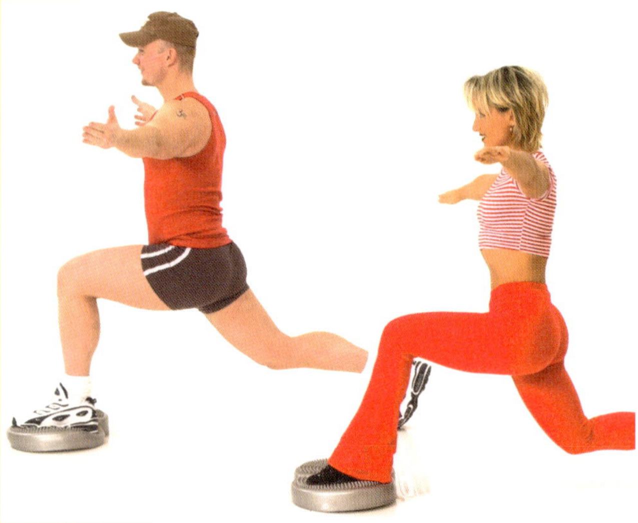

Wiederholen Sie die Übungen a) bis f) mit dem linken Bein.

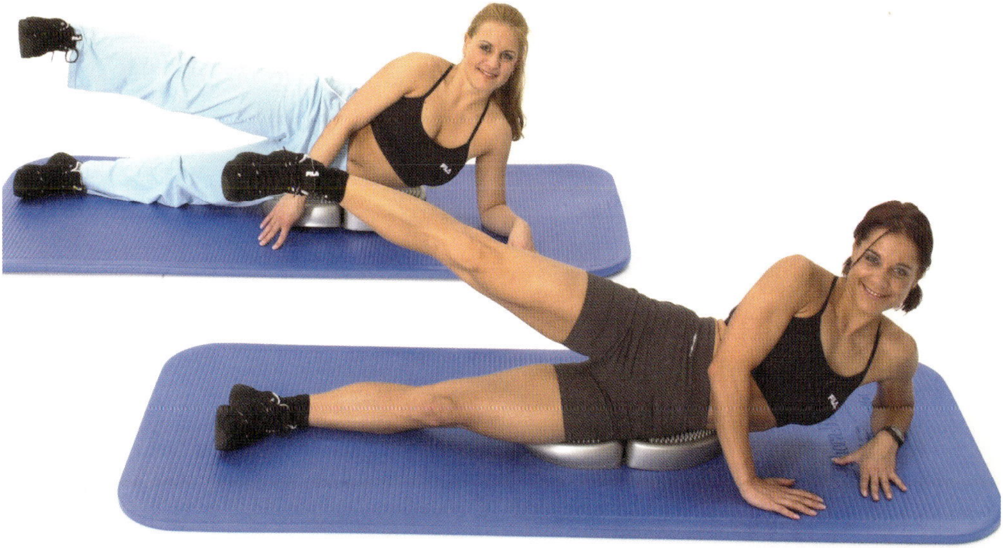

Übung 9: Beinheben in der Seitlage

Diese Übung sollten Sie zunächst mit gebeugten Beinen durchführen, um Fehlbelastungen des Hüftgelenkes zu vermeiden. Die Übung ist auch mit angewinkelten Beinen anstrengend genug, um gute Trainingseffekte zu erzielen. Je weiter nach vorne bzw. nach hinten Sie die Beine bewegen, desto größer wird der Bewegungsradius und damit der Anstrengungsgrad. Um die Hüftgelenke optimal beweglich zu machen, ist es sinnvoll, den Bewegungsradius zu variieren, also mal eher enge Kreise, mal weite Kreise mit dem Schwungbein beschreiben.

Trainierte Muskulatur: Abduktoren (Oberschenkel-Außenseite), Gesäßmuskulatur

Trainingshinweis

Achten Sie auch darauf, dass Sie bei dieser Übung die Schultern gut abstützen. Der Rumpf wird hoch nach oben gedrückt, das Brustbein wird aktiv nach oben gehoben und das Schulterblatt am Rumpf fixiert.

Übungsausführung

Legen Sie sich mit der linken Seite so auf den Aero-step, dass der Oberkörper auf dem Boden liegt. Stützen Sie den Oberkörper auf dem linken Unterarm ab und drücken Sie den Rumpf nach oben. Heben Sie das rechte Bein angewinkelt oder gestreckt so weit wie möglich nach oben, ohne mit dem Becken auszuweichen.

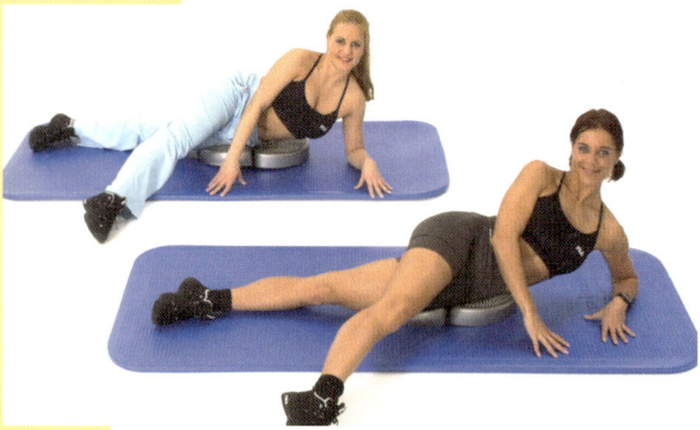

a) Heben und senken Sie das rechte Bein mehrere Male hintereinander.
b) Heben und senken Sie das rechte Bein auf zwei bzw. vier Zählzeiten.
c) Heben Sie das rechte Bein nur wenige Zentimeter an. Heben und senken Sie es in dieser Position jeweils einige Zentimeter (sechs- bis zehnmal). Heben Sie das Bein etwas höher an und heben und senken Sie es in dieser Position wiederum einige Zentimeter. Wiederholen Sie diesen Vorgang fünf- bis sechsmal.

Variationen und Wiederholungen

- Legen Sie das Bein nun nach vorne und wiederholen Sie dort die Übungen a) bis c).
- Legen Sie das Bein nach hinten und wiederholen Sie dort die Übungen a) bis c).
- Heben Sie das Bein abwechselnd seitlich nach oben, senken Sie es nach vorne, heben Sie es wieder zur Seite hoch und legen Sie es dann nach hinten auf den Boden.
- Legen Sie sich auf die rechte Seite und wiederholen Sie die Übungen a) bis c) mit dem linken Bein.

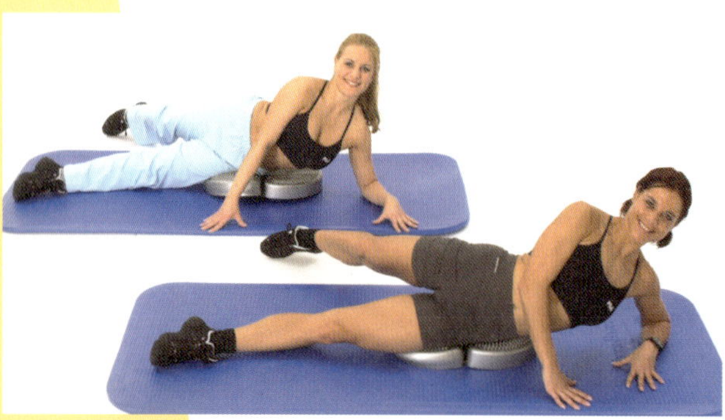

Trainingshinweis

Achten Sie bei dieser Übung darauf, dass Sie das Becken in der Seitlage fixieren und so wenig wie möglich nach vorne oder hinten ausweichen. Spannen Sie die Bauch- und Gesäßmuskulatur kräftig an und stabilisieren Sie das Becken in der Seitlage.

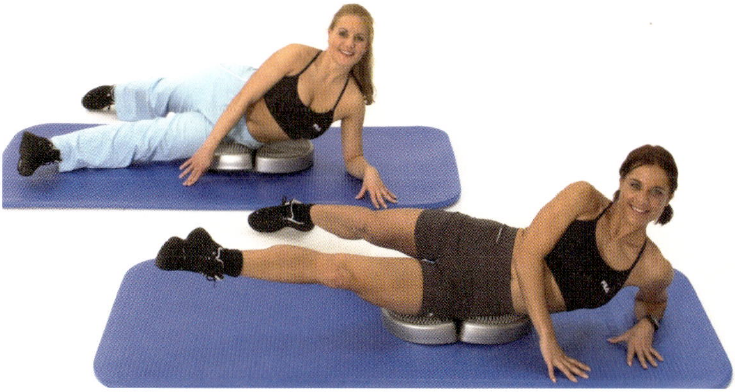

Übung 10: Beinheben in der Seitlage

Auch bei dieser Übung ist es sinnvoll, anfangs die Beine angewinkelt anzuheben. Der Bewegungsradius des Spielbeines ist bei dieser Übung ziemlich eingeschränkt. Dennoch sollten Sie versuchen, das Bein so weit wie möglich nach vorne bzw. nach hinten anzuheben, ohne dabei die Position der Hüfte zu verändern.

Trainierte Muskulatur: Adduktoren (Oberschenkel-Innenseite)

Übungsausführung

Legen Sie sich mit der linken Seite auf den Aero-step, sodass der Rumpf auf dem Boden liegt. Stützen Sie sich auf dem linken Unterarm ab und heben Sie den Rumpf. Legen Sie das rechte Bein so weit wie möglich nach hinten, ohne das Becken zu verdrehen. Heben Sie nun das linke Bein so hoch wie möglich nach oben.

a) Heben und senken Sie das linke Bein mehrere Male hintereinander.
b) Heben und senken Sie das linke Bein auf zwei bzw. vier Zählzeiten.
c) Heben Sie das linke Bein nur wenige Zentimeter an. Heben und senken Sie es in dieser Position jeweils einige Zentimeter (sechs- bis zehnmal). Heben Sie das Bein etwas höher an und heben und senken Sie es in dieser Position wiederum einige Zentimeter. Wiederholen Sie diesen Vorgang fünf- bis sechsmal.

Wechseln Sie die Seite und wiederholen Sie die Übungen a) bis c) mit dem rechten Bein.

Trainingshinweis

Achten Sie besonders darauf, das Becken durch Anspannung der Bauch- und Gesäßmuskulatur zu fixieren. Korrigieren Sie Ihre Rumpfhaltung, indem Sie den Brustkorb immer wieder nach oben anheben und die Schulter nach unten ziehen.

Affirmationen für die Beine

- Meine Beine tragen mich überall hin.
- Meine Beine sind schlank und kräftig.
- Meine Oberschenkel sind straff und schlank.
- Mit meinen Beinen mache ich lange und weite Schritte.
- Meine Beinmuskeln sind fest und elastisch.
- Ich liebe meine Beine.

Meine persönliche Affirmation:

Übungen für einen knackigen Po

Trainingshinweis

Um alle Fasern der Gesäßmuskulatur zu trainieren, sollte das Spielbein mal etwas mehr zur Seite, mal genau nach hinten und mal leicht überkreuz nach hinten geführt werden.

Für das Training der Gesäßmuskulatur gelten grundsätzlich die gleichen Hinweise wie für das Training der Beinmuskulatur. Insbesondere ist auch hier zu beachten, dass einseitige Bewegungen eine Überlastung der Hüftgelenke verursachen können. Wechseln Sie deshalb lieber öfter mal die Seite und achten Sie besonders auf Signale der Hüftgelenke. Es kommt anfänglich häufiger vor, dass die seitlichen Gesäßmuskeln – die wesentlich kleiner und in der Regel untrainierter sind als der große Gesäßmuskel – schnell verkrampfen. Fangen Sie deshalb mit wenigen Wiederholungen an und wechseln Sie dann die Seite, um dann erneut einige Wiederholungen der gleichen Übung zu machen.

Übung 1: Beinrückheben (Retroversion)

Konzentrieren Sie sich bei dieser Übung auf die Gesäßmuskulatur. Die Übung wird besonders intensiv, wenn Sie das Spielbein nicht mehr auf dem Boden absetzen, sondern durch eine dauerhafte Anspannung der Gesäß- und Beinmuskulatur oben halten. Das erfordert ein sehr gutes Gleichgewicht, da das Standbein auf dem wackeligen Aero-step platziert ist.

Trainierte Muskulatur: Gesäßmuskulatur, Oberschenkel-Rückseite

Übungsausführung

Stellen Sie das rechte Bein leicht gebeugt auf den Aero-step und machen Sie mit dem linken Bein einen weiten Ausfallschritt nach hinten. Das Gewicht auf das vordere Bein verlagern und das andere so weit wie möglich nach hinten hochheben.

a) Heben und senken Sie das linke Bein bis zu 30-mal hintereinander. Sie können dabei entweder kurz mit der Fußspitze auf den Boden auftippen oder das Bein in der Luft halten.

b) Heben und senken Sie das linke Bein auf zwei bzw. vier Zählzeiten.

c) Heben Sie das linke Bein jeweils nur einige Zentimeter hoch und bewegen Sie es in dieser Position leicht auf und ab. Heben Sie das Bein anschließend wieder einige Zentimeter und heben und senken Sie es in dieser Position wieder einige Male auf und ab. Wiederholen Sie diese Übung auf fünf bis sechs Stufen.

d) Heben Sie das linke Bein einige Zentimeter hoch und spannen Sie dann maximal die Gesäßmuskulatur für fünf bis sechs Sekunden an. Lösen Sie die Spannung kurz (ohne das Bein abzusetzen) und heben Sie das Bein dann einige Zentimeter höher. Spannen Sie die Gesäßmuskeln in der neuen Position wieder maximal an – wiederholen Sie diese Übung auf fünf bis sechs Stufen.

Wechseln Sie die Seite und wiederholen Sie die Übungen a) bis d) mit dem rechten Bein.

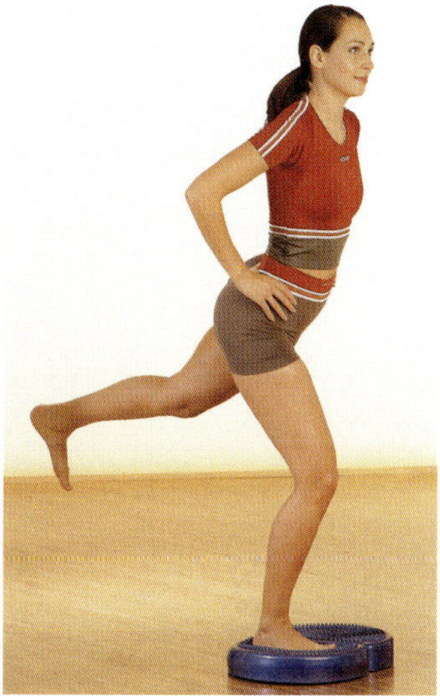

Trainingshinweis

Achten Sie darauf, dass Sie das Spielbein kontrolliert nach hinten führen. Die Bewegung darf durchaus mit etwas Schwung ausgeführt werden, sollte aber nicht durch eine starke Überstreckung der Lendenwirbelsäule gestoppt werden. Spannen Sie deshalb betont die Bauchmuskulatur an und bremsen Sie die Schwungbewegung des Beines durch die Anspannung der Gesäßmuskulatur ab.

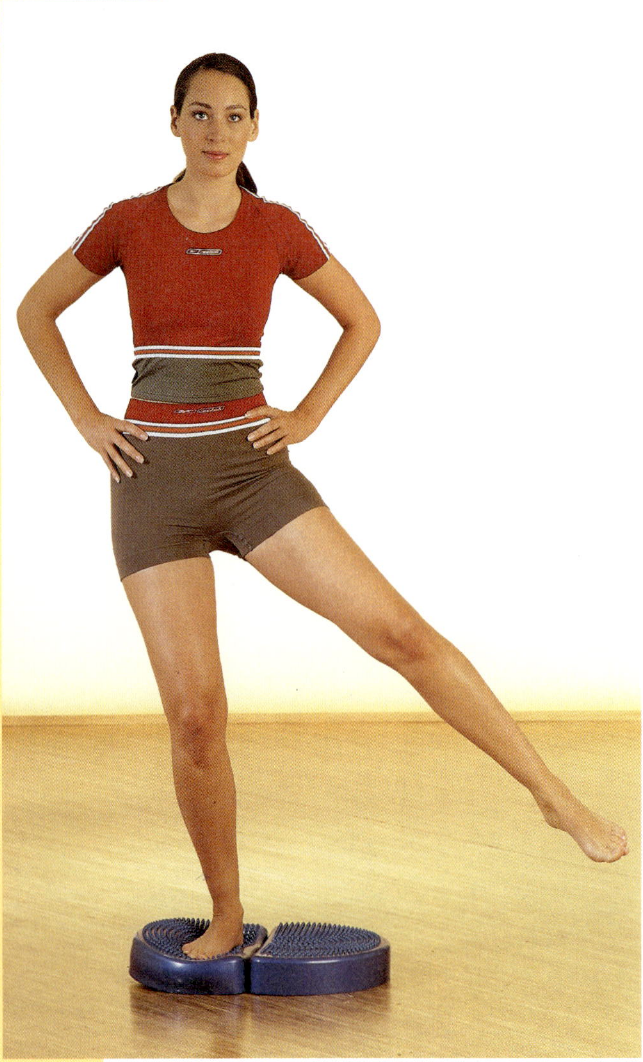

Übung 2: Abduktion

Konzentrieren Sie sich bei dieser Übung auf die Außenseite der Oberschenkel und auf die seitliche Gesäßmuskulatur. Wechseln Sie immer die Seite, wenn Sie Druck auf den Hüftgelenken spüren.

Trainierte Muskulatur:

Gesäßmuskulatur und die Außenseite der Oberschenkel (Abduktoren)

Übungsausführung

Stellen Sie sich mit dem rechten Bein auf den Aerostep. Heben Sie das linke Bein einige Zentimeter seitlich hoch und spannen Sie die seitliche Gesäßmuskulatur fest an. Wechseln Sie nach einigen Wiederholungen die Beinposition, indem Sie das Bein mal etwas mehr nach vorne anheben, mal etwas mehr nach hinten. So vermeiden Sie einseitige Druckbelastungen auf dem Hüftgelenk und spannen unterschiedliche Fasern der arbeitenden Muskulatur an.

a) Heben und senken Sie das linke Bein bis zu 30-mal hintereinander. Sie können dabei entweder kurz mit der Fußspitze auf den Boden auftippen oder das Bein während der ganzen Übung in der Luft halten.

b) Heben und senken Sie das linke Bein auf zwei bzw. vier Zählzeiten.

c) Heben Sie das linke Bein jeweils nur einige Zentimeter hoch und bewegen Sie es in dieser Position leicht auf und ab. Heben Sie das Bein anschließend wieder einige Zentimeter und heben und senken Sie es in dieser Position wieder einige Male auf und ab. Wiederholen Sie diese Übung auf fünf bis sechs Stufen.

d) Heben Sie das linke Bein einige Zentimeter hoch und spannen Sie dann maximal die Gesäßmuskulatur für fünf bis sechs Sekunden an. Lösen Sie die Spannung kurz (ohne das Bein abzusetzen) und heben Sie das Bein dann einiger Zentimeter höher. Spannen Sie die Gesäßmuskeln in der neuen Position wieder maximal an – wiederholen Sie diese Übung auf fünf bis sechs Stufen.

Wechseln Sie die Seite und wiederholen Sie die Übungen a) bis d) mit dem rechten Bein.

Beinheben mit nach vorn weisender Kniescheibe und Fußspitze trainiert sehr wirkungsvoll die Oberschenkelmuskulatur, aber versuchen Sie nicht, das Bein so hoch wie eine Ballerina zu schwingen – das Hüftgelenk erlaubt in dieser Position keine so starke Abwinkelung. Tänzer heben die Beine stets mit nach außen weisender Fußspitze und Kniescheibe, was den Spielraum des Hüftgelenks vergrößert – und sehr viel Training voraussetzt.

Trainingshinweis

Heben Sie das Bein zunächst nur ca. 15 bis 20 Zentimeter seitlich hoch und steigern Sie erst allmählich die Schwunghöhe. Halten Sie das Becken gerade nach vorne gerichtet und weichen Sie möglichst nicht nach rechts bzw. links mit der Hüfte aus. Achten Sie auf eine gerade Wirbelsäule.

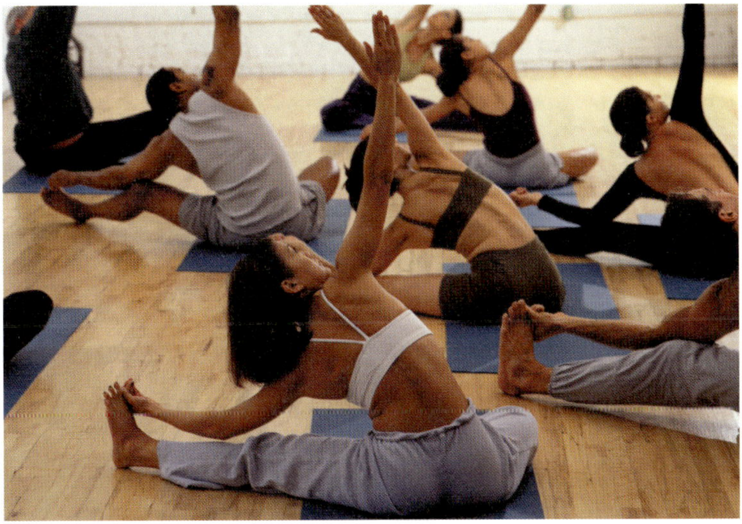

Nach den Übungen zur Kräftigung der Gesäß- und Beinmuskulatur sollten Sie auch Dehnungsübungen durchführen – die machen beweglich und elastisch und unterstützen die Straffung des Bindegewebes.

Übung 3: Kniebeuge

Kniebeugen (auch »Squats« genannt) gehören zu den effektivsten Übungen für eine straffe Gesäß- und Beinmuskulatur. Allerdings sind die Kniegelenke häufig vorgeschädigt durch Fehlhaltungen oder Übergewicht. Um die Kniegelenke nicht zu überlasten, ist es deshalb sinnvoll, den Beugewinkel zu variieren (siehe auch Beinübungen, Seite 67), also zwischen kurzen und tiefen Kniebeugen abzuwechseln. Je tiefer die Kniebeuge, umso mehr wird das Gelenk belastet – allerdings werden auch die Muskeln effektiver trainiert. Sobald Sie merken, dass die Kniegelenke Probleme bereiten, knirschen, knacken oder etwa schmerzen, brechen Sie die Übung ab und legen eine Pause ein.

Konzentrieren Sie sich bei der folgenden Übung auch gedanklich auf Ihre Gesäßmuskulatur, um durch mentale Prozesse eine bessere Ansteuerung der entsprechenden Muskelgruppen zu erreichen.

Trainierte Muskulatur: Gesäßmuskulatur, gesamte Beinmuskulatur

Übungsausführung

Stellen Sie sich mit beiden Füßen auf den Aero-step und beugen Sie die Knie. Schieben Sie die Arme weit nach vorne.

a) Beugen und strecken Sie 30- bis 40-mal die Knie (wechseln Sie dabei die Beugewinkel).

b) Beugen und strecken Sie die Knie auf zwei bzw. vier Zählzeiten.

c) Beugen Sie die Knie ganz leicht und federn Sie in dieser Position sechs- bis achtmal leicht auf und ab. Gehen Sie dann einige Zentimeter tiefer und federn Sie wieder sechs- bis achtmal in dieser Position. Gehen Sie anschließend noch drei- bis viermal in eine tiefere Beugeposition und federn Sie in jeder Position sechs- bis achtmal leicht auf und ab.

d) Wie Übung c), nur halten Sie in der jeweiligen Beugeposition fünf bis sechs Sekunden an und spannen dabei maximal die Gesäßmuskulatur an (Vorsicht – nicht verkrampfen, zwischendurch eventuell die Beine lockern).

Unser Allerwertester wird im Alltag kaum trainiert, sondern vorwiegend plattgesessen. Auf dem Aero-step muss die Gesäßmuskulatur kräftig arbeiten, um den Körper in der Balance zu halten. Wundern Sie sich also nicht, wenn Sie anfangs Muskelkater an Stellen verspüren, wo Sie schon längst keine Muskeln mehr vermuteten!

Trainingshinweise

- Achten Sie auf eine saubere Knie-Fußgelenk-Einstellung und halten Sie den Oberkörper gerade. Schieben Sie das Gesäß so weit nach hinten, dass die Knie nicht über die Fußspitzen geschoben werden (die Oberschenkel stehen »hinter« den Unterschenkeln).
- Versuchen Sie, die Füße flach auf dem Aero-step zu halten (keine Fersen- oder Fußballen-Belastung). Achten Sie bei der Beinstreckung darauf, dass Sie nicht in den Kniegelenken »einrasten«, d.h. halten Sie auch bei der Streckung die Knie leicht gebeugt.
- Wichtig ist, dass Sie nach der Übung dann die Oberschenkelrückseite gut dehnen – dabei sollten die Kniegelenke dann völlig gestreckt werden.

Squats – die idealen Übungen für einen knackigen Po. Achten Sie dabei immer auf eine gute Knie-Fuß-Einstellung, um Überlastungen der Kniegelenke zu vermeiden.

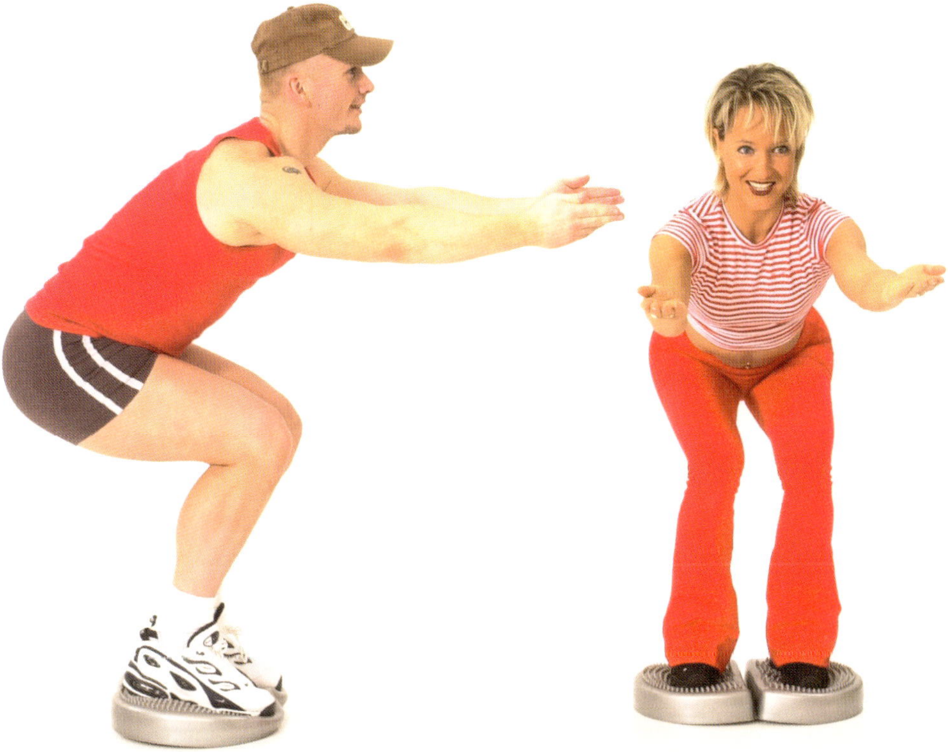

Übung 4: Rückheben des Beines im Kniestand

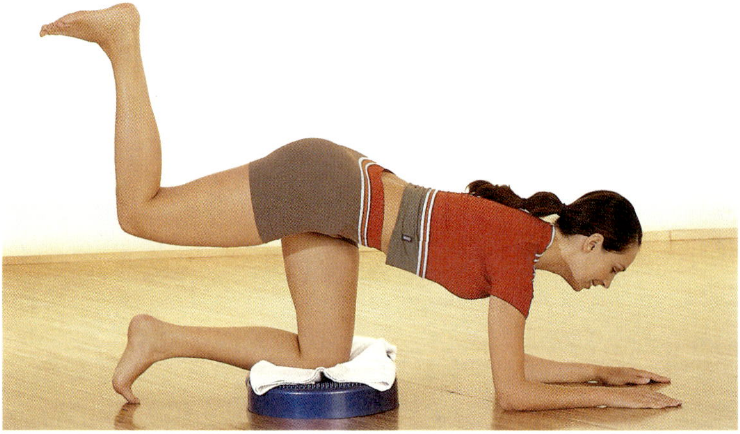

Gehen Sie erst dann zu den für Fortgeschrittene empfohlenen Übungsvariationen über, wenn Sie deutlich spüren, dass Ihre Muskeln die zusätzliche Belastung auch tragen können – sonst werden nur Wirbelsäule und Gelenke unnötig belastet.

Auch bei dieser Übung sollte durch unterschiedliche Positionierung des Spielbeines dafür gesorgt werden, dass die Hüftgelenke optimal »durchsaftet« werden. Ändern Sie also nach einigen Wiederholungen die Beinposition, indem Sie das Bein allmählich in einem kleinen Bogen nach hinten führen. Dadurch werden unterschiedliche Fasern der arbeitenden Muskulatur angesprochen.

Trainierte Muskulatur: Gesäßmuskulatur und Oberschenkel-Rückseite

Übungsausführung

Legen Sie ein Handtuch auf den Aero-step und knien Sie sich auf den Aero-step. Stützen Sie die Hände so auf dem Boden ab, dass der Oberkörper gestreckt ist. Sollten Ihnen anfangs die Handgelenke Probleme bereiten, können Sie sich auch auf den Unterarmen abstützen. Spannen Sie die Bauchmuskulatur fest an und heben Sie das rechte Bein gebeugt nach hinten hoch. Fortgeschrittene können das Bein auch gestreckt anheben.

a) Heben und senken Sie das Bein bis zu 30-mal (nach einigen Wiederholungen die Winkelposition verändern).
b) Heben und senken Sie das Bein auf zwei bzw. vier Zählzeiten.

c) Heben Sie das Bein nur einige Zentimeter hoch und federn Sie in dieser Position sechs- bis achtmal leicht auf und ab. Heben Sie das Bein anschließend einige Zentimeter höher und federn Sie in dieser Position wieder sechs- bis achtmal leicht auf und ab. Wiederholen Sie diesen Vorgang auf sechs bis acht Stufen.
d) Wie Übung c) – nur spannen Sie auf jeder Stufe die Gesäßmuskulatur maximal fünf bis sechs Sekunden an.

Wechseln Sie die Seite und wiederholen Sie die Übungen a) bis d) mit dem linken Bein.

Trainingshinweis

Achten Sie bei dieser Übung darauf, dass Sie durch eine gute Anspannung der Bauchmuskulatur die Wirbelsäule unterstützen. Ein leichtes Mitschwingen der Lendenwirbelsäule ist bei dieser Übung durchaus sinnvoll, aber ein zu starkes Ausweichen in eine Hohlkreuzposition kann zu Überlastungsschmerzen im Bereich der Lendenwirbelsäule führen. Entlasten Sie auf jeden Fall am Ende der Übung Ihre Wirbelsäule dadurch, dass Sie sich eine Minute lang auf die Ferse setzen und den Oberkörper entspannt auf die Oberschenkel legen (Kauerstellung). Entspannen Sie dabei bewusst die Lendenwirbelsäule und rollen Sie anschließend den Oberkörper Wirbel für Wirbel auf.

Nutzen Sie die Entspannung für Ihr mentales Training – bringen Sie Ihren Kopf mit Affirmationen auf Erfolgskus.

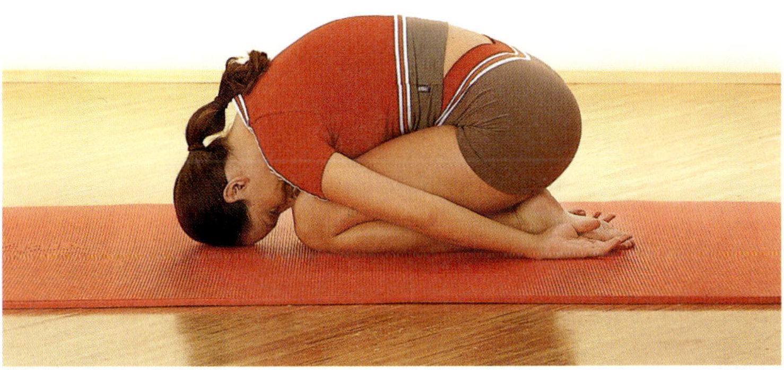

Übung 5: Seitheben des Beines im Kniestand

Wie bei Übung 4 sollte durch unterschiedliche Positionierung des Spielbeines dafür gesorgt werden, dass die Hüftgelenke optimal »durchsaftet« werden. Ändern Sie also nach einigen Wiederholungen die Beinposition, indem Sie das Spielbein allmählich in einem kleinen Bogen seitlich von vorne nach hinten führen. Dadurch werden unterschiedliche Fasern der arbeitenden Muskulatur angesprochen und Überlastungen im Hüftgelenk vermieden.

Trainierte Muskulatur: Seitliche Gesäßmuskulatur und Oberschenkel-Außenseite

Vermutlich fühlen Sie sich anfangs bei dieser Übung wie ein lendenlahmer Frosch – und sehen auch so aus. Eleganter wird es mit gestrecktem Bein, aber erst wenn Ihre gestärkten Muskeln dies erlauben, ohne ein Hohlkreuz dabei zu machen.

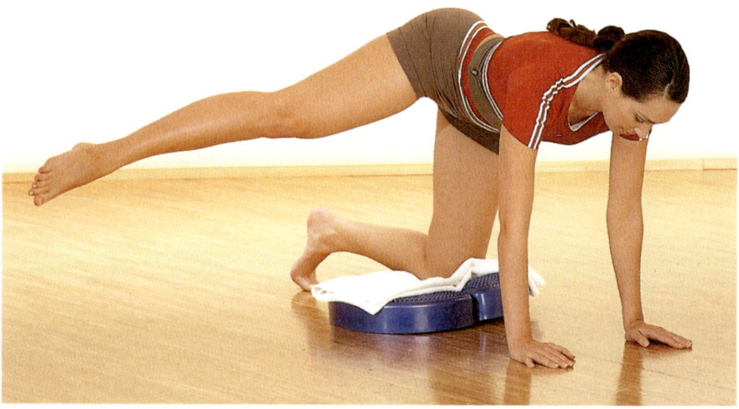

Übungsausführung

Legen Sie ein Handtuch auf den Aero-step und knien Sie sich auf den Aero-step. Stützen Sie die Hände so auf dem Boden ab, dass der Oberkörper gestreckt ist. Sollten Ihnen anfangs die Handgelenke Probleme bereiten, können Sie sich auch auf den Unterarmen abstützen. Spannen Sie die Bauchmuskulatur fest an und heben Sie das rechte Beine gebeugt zur Seite hoch. Fortgeschrittene können das Bein auch gestreckt anheben.

a) Heben und senken Sie das Bein bis zu 30-mal (nach einigen Wiederholungen die Winkelposition verändern).
b) Heben und senken Sie das Bein auf zwei bzw. vier Zählzeiten.
c) Heben Sie das Bein nur einige Zentimeter hoch und federn Sie in dieser Position sechs- bis achtmal leicht auf und ab. Heben Sie das Bein anschließend einige Zentimeter höher und federn Sie in dieser Position wieder sechs- bis achtmal leicht auf und ab. Wiederholen Sie diesen Vorgang auf sechs bis acht Stufen.
d) Wie Übung c) – nur spannen Sie auf jeder Stufe die Gesäßmuskulatur maximal fünf bis sechs Sekunden an.

Wechseln Sie die Seite und wiederholen Sie die Übungen a) bis d) mit dem linken Bein.

Vergessen Sie nicht, sich zu jeder Übung eine passende Affirmation auszusuchen. Die mentale Unterstützung der körperlichen Arbeit ist der Schlüssel zum Erfolg.

Trainingshinweis

Achten Sie bei dieser Übung durch eine gute Anspannung der Bauchmuskulatur darauf, dass die Wirbelsäule stabilisiert wird. Weichen Sie mit der Hüfte nicht zu stark aus, das Becken sollte während der gesamten Übungsausführung möglichst parallel zum Boden gehalten werden. Heben Sie das Bein seitlich nur so hoch, dass Sie keine Belastung im Bereich der Lendenwirbelsäule spüren. Entspannen Sie sich nach dieser Übung, indem Sie sich auf den Rücken legen und die Beine angewinkelt entspannt zur rechten und linken Seite führen.

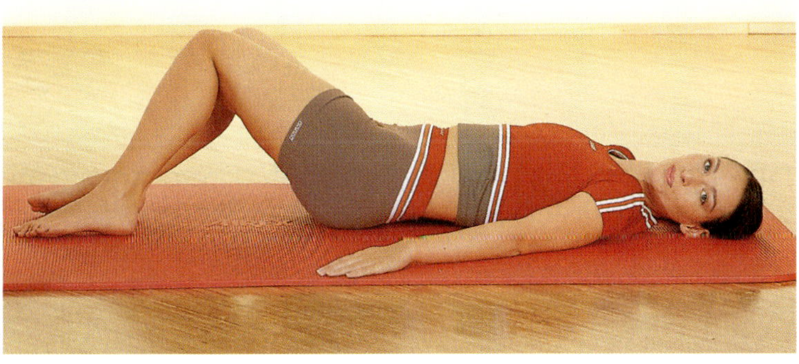

Rollen Sie sich bei der Entspannungsübung nicht zur Fötushaltung ein, sondern lassen Sie die Wirbelsäule in ganzer Länge auf dem Boden, während Sie die Knie zur Seite führen. Wenden Sie den Kopf dabei jeweils zur der von den Knien abgewandten Seite.

Übung 6: Beckenlift in Rückenlage

Bei dieser Übung können Sie grundlegend zwischen zwei Übungsausführungen variieren:

1. Sie halten den Oberkörper bewusst stabil und vermeiden jede Schwankung mit dem Rücken.
2. Sie bewegen ganz bewusst den Schultergürtel während der Übung auf dem Aero-step nach rechts und links und bringen sich dadurch etwas aus dem Gleichgewicht.

In beiden Fällen muss die Bein- und Gesäßmuskulatur kräftig arbeiten, allerdings ist die zweite Übungsvariante wesentlich anstrengender und damit natürlich auch effektiver. Wechseln Sie am besten die Bewegungstechnik ab, um den Trainingseffekt zu erhöhen.

Trainierte Muskulatur: Gesäßmuskulatur und Oberschenkel-Rückseite

Übungsausführung

Legen Sie sich mit dem oberen Rücken auf den Aero-step. Der Kopf liegt entspannt auf dem Boden, die Beine werden angewinkelt aufgestellt.

a) Spannen Sie bewusst die Bauchmuskulatur an und heben Sie das Becken nach oben – mindestens so hoch, dass der Körper von den Knien bis zum Schultergürtel eine Diagonale bildet. Rollen Sie anschließend Wirbel für Wirbel den Rücken ab, bis Sie wieder in der Ausgangsposition liegen.

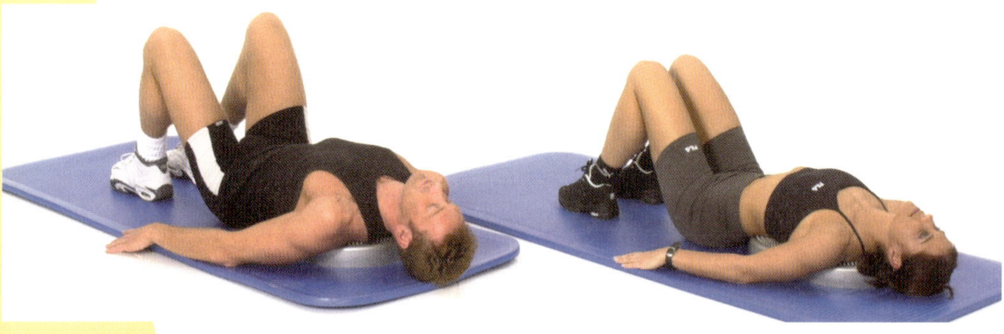

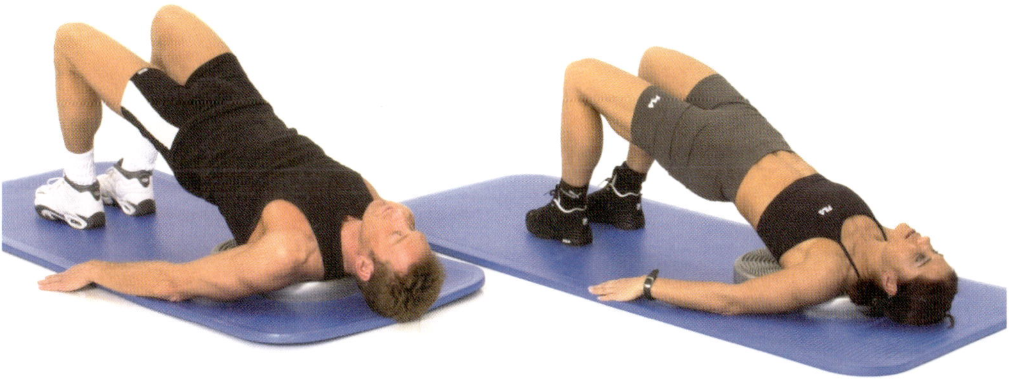

b) Heben Sie das Becken nur einige Zentimeter hoch und spannen Sie in dieser Position die Gesäßmuskulatur über fünf bis sechs Sekunden maximal an.
Wiederholen Sie diesen Vorgang fünf- bis sechsmal hintereinander, bis das Becken in der höchstmöglichen Position steht. Senken Sie das Becken wieder bis zum Boden.

c) Wie Übung b), nur dass Sie in jeder Position fünf- bis sechsmal bewusst die Gesäßmuskulatur anspannen und wieder entspannen (Pobacken fest zusammen kneifen).

Atmen Sie bei dieser Übung bewusst tief ein und aus. Stellen Sie sich vor, wie der Atem durch die Muskeln fließt und diese mit Energie versorgt, wodurch die Fettmoleküle verbrannt werden.

Trainingshinweis

Nutzen Sie möglichst den vollen Bewegungsradius aus, bis hin zu einer leichten Überstreckung der Wirbelsäule. Allerdings sollten Sie in keiner Phase der Übung Probleme im Bereich der Lendenwirbelsäule haben.

Falls Sie Druck im Bereich der Lendenwirbelsäule verspüren, brechen Sie die Übung ab und legen Sie sich entspannt auf die Seite (Embryonalstellung), um den Lumbalbereich zu entlasten.

Sollten Sie Probleme mit der Halswirbelsäule bekommen, können Sie eine Nackenrolle oder ein zusammengerolltes Handtuch unter den Nacken legen, um die Wirbelsäule zu stützen.

Übung 7: Beckenlift mit Beinhebung

Für diese Übung gelten die gleichen Hinweise wie bei Übung 6, wieder können Sie zwischen den beiden Übungsausführungen wählen. Sie können das Bein bei dieser Übung anfangs auch gebeugt anheben.

Trainierte Muskulatur: Gesäßmuskulatur und Oberschenkel-Rückseite

Übungsausführung

a) Legen Sie sich mit dem oberen Rücken auf den Aero-step. Der Kopf liegt entspannt auf dem Boden, die Beine werden angewinkelt aufgestellt. Spannen Sie bewusst die Bauchmuskulatur an und heben Sie das Becken nach oben – mindestens so hoch, dass der Körper von den Knien bis zum Schultergürtel eine Diagonale bildet. Heben Sie nun das rechte Bein gestreckt nach oben und halten Sie das Bein während der gesamten Übung oben. Rollen Sie anschließend Wirbel für Wirbel den Rücken ab, bis Sie wieder in der Ausgangsposition liegen.

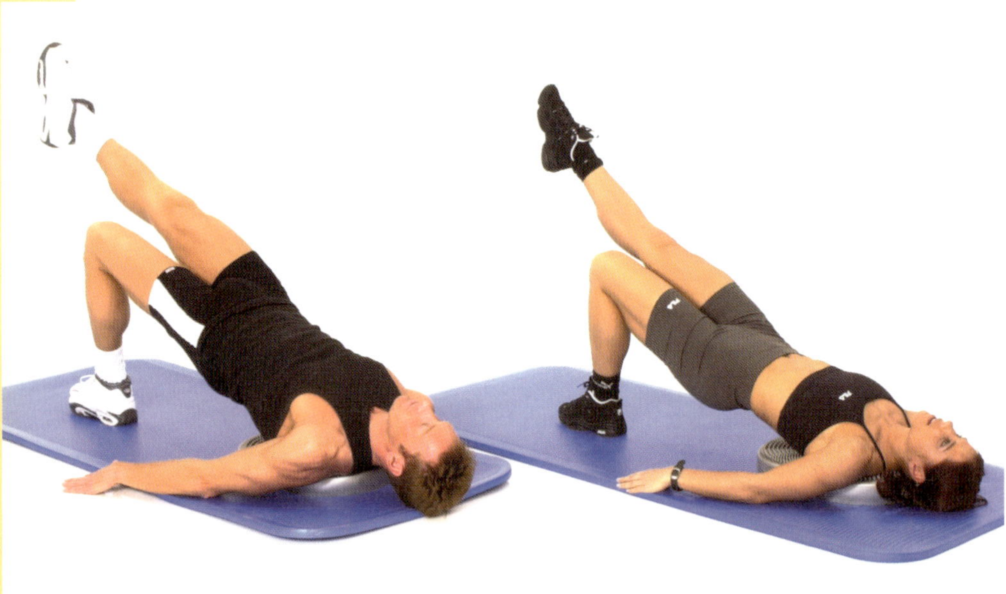

b) Legen Sie sich mit dem oberen Rücken auf den Aero-step. Der Kopf liegt entspannt auf dem Boden, die Beine werden angewinkelt aufgestellt. Spannen Sie bewusst die Bauchmuskulatur an und heben Sie das Becken nach oben – mindestens so hoch, dass der Körper von den Knien bis zum Schultergürtel eine Diagonale bildet. Heben Sie nun das linke Bein gestreckt nach oben und halten Sie das Bein während der gesamten Übung oben. Rollen Sie anschließend Wirbel für Wirbel den Rücken ab, bis Sie wieder in der Ausgangsposition liegen.
c) Heben Sie das Becken nur einige Zentimeter hoch und spannen Sie in dieser Position die Gesäßmuskulatur über fünf bis sechs Sekunden maximal an. Wiederholen Sie diesen Vorgang fünf- bis sechsmal hintereinander, bis das Becken in der höchstmöglichen Position steht. Senken Sie das Becken dann in der gleichen Weise wieder bis zum Boden.
d) Wie Übung c), nur dass Sie in jeder Position fünf- bis sechsmal bewusst die Gesäßmuskulatur anspannen und wieder entspannen (Pobacken fest zusammen kneifen).

Ein gelegentlicher Muskelkrampf bei starker Belastung ist völlig normal und kein Grund zur Sorge. Werden Sie aber häufig davon geplagt oder auch ohne erkennbaren Anlass, fehlen Ihnen vielleicht wichtige Mineralstoffe. Besonders ein Magnesiummangel kann dafür verantwortlich sein.

Trainingshinweis

Spannen Sie die Bauchmuskulatur gut an, um das Becken zu stabilisieren. Vermeiden Sie möglichst Ausweichbewegungen nach rechts und links mit der Hüfte – die Schaukelbewegungen im Schultergürtel dagegen (siehe Übung 6, Seite 84f.) sind durchaus erwünscht. Da bei dieser Übung die Belastung vorwiegend auf dem Standbein liegt, kann es relativ schnell zu Verkrampfungen der Muskulatur der Oberschenkel-Rückseite kommen. Machen Sie also nur so viele Wiederholungen, wie Sie beschwerdefrei durchführen können. Wechseln Sie anfangs ruhig öfter die Seite, um Überlastungen zu vermeiden. Sollte dennoch ein Krampf auftauchen, legen Sie sich auf den Boden und ziehen Sie das betroffene Bein gestreckt zum Brustkorb (Dehnposition). Halten Sie diese Position so lange, bis die Muskulatur entkrampft. Lockern Sie anschließend die Muskeln durch kleine Schüttelbewegungen.

Übung 8: Beckenlift

Bei dieser Übung können Sie grundlegend zwischen zwei Übungsausführungen variieren:

1. Sie halten die Beine fixiert und vermeiden jede Schwankung mit den Füßen.
2. Sie bewegen ganz bewusst die Beine während der Übung auf dem Aero-step nach rechts und links und bringen sich dadurch etwas aus dem Gleichgewicht.

In beiden Fällen muss die Bein- und Gesäßmuskulatur kräftig arbeiten, allerdings ist die zweite Übungsvariante wesentlich anstrengender und damit natürlich auch effektiver. Wechseln Sie am besten die Bewegungstechnik ab, um den Trainingseffekt zu erhöhen.

Wenn Sie sich das Leben noch etwas schwerer machen wollen, stellen Sie die Füße abwechselnd mit den Fersen oder den Fußballen auf den Aero-step. Auf diese Weise werden jedes Mal zusätzliche bzw. andere Muskelfasern angesprochen, die den Trainingseffekt verstärken.

Trainierte Muskulatur: Gesäßmuskulatur und Oberschenkel-Rückseite

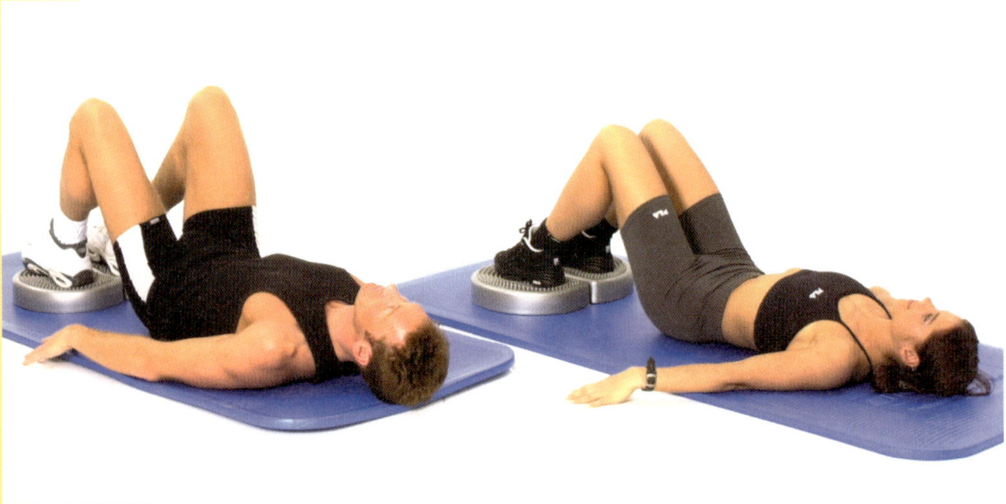

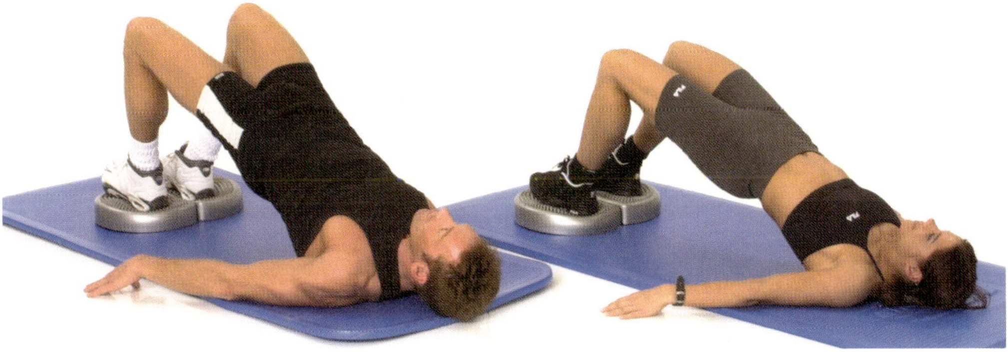

Übungsausführung

a) Legen Sie sich mit dem Rücken auf den Boden. Die Beine werden angewinkelt auf den Aero-step gestellt. Spannen Sie bewusst die Bauchmuskulatur an und heben Sie das Becken nach oben – mindestens so hoch, dass der Körper von den Knien bis zum Schultergürtel eine Diagonale bildet. Rollen Sie anschließend Wirbel für Wirbel den Rücken ab, bis Sie wieder in der Ausgangsposition liegen.

b) Heben und senken Sie das Becken bis zu 30-mal.

c) Heben Sie das Becken nur einige Zentimeter hoch und spannen Sie in dieser Position die Gesäßmuskulatur über fünf bis sechs Sekunden maximal an. Wiederholen Sie diesen Vorgang fünf- bis sechsmal hintereinander, bis das Becken in der höchstmöglichen Position steht. Senken Sie das Becken dann in der gleichen Weise wieder bis zum Boden.

d) Wie Übung c), nur dass Sie in jeder Position fünf- bis sechsmal bewusst die Gesäßmuskulatur anspannen und wieder entspannen (Pobacken fest zusammen kneifen).

Trainingshinweis

Dadurch dass die Füße jetzt auf dem Aero-step stehen, wird die Übung wesentlich erschwert. Damit erhöht sich die Gefahr von Muskelkrämpfen – in diesem Fall sofort die Übung abbrechen und die Beine gut dehnen (siehe Dehnung Seite 77).

Übung 9: Beckenlift mit Beinheben

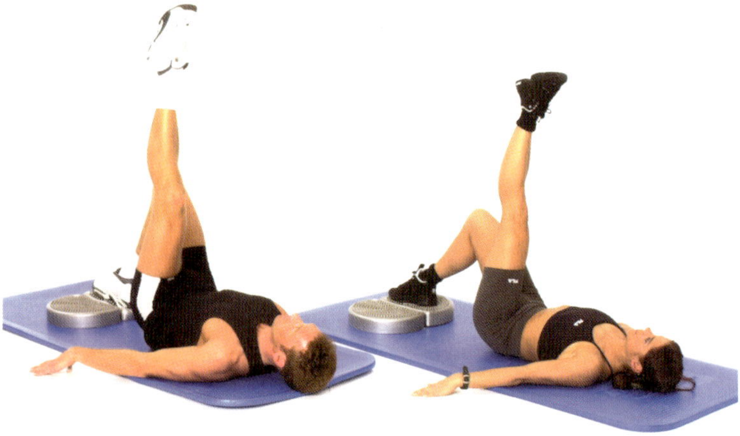

Die Oberschenkelrückseiten sind bei vielen Frauen Sorgenkinder der Figur: Hier wird das Gewebe besonders rasch schlaff, und es lagern sich unerwünschte Fettpolster an. Diese Übung verhilft der vernachlässigten Muskelpartie wieder zu mehr Straffheit.

Bei dieser Übung kommt es besonders darauf an, das Becken stabil zu halten. Spannen Sie deshalb betont die Bauch- und Gesäßmuskulatur an, um die Lendenwirbelsäule zu stützen und um die Hüfte parallel zum Boden zu halten. Diese Übung sollte nur dann mit Schaukelbewegungen des Standbeines kombiniert werden, wenn man die Hüfte vollkommen kontrolliert in der Hochhalte stabilisieren kann.

Trainierte Muskulatur: Gesäßmuskulatur und Oberschenkel-Rückseite

Übungsausführung

Legen Sie sich mit dem Rücken auf den Boden. Die Beine werden angewinkelt auf den Aero-step gestellt. Spannen Sie bewusst die Bauchmuskulatur an und heben Sie das Becken nach oben – mindestens so hoch, dass der Körper von den Knien bis zum Schultergürtel eine Diagonale bildet.

a) Heben Sie nun das rechte Bein gestreckt nach oben und senken Sie es bis kurz vor den Boden ab. Heben und senken Sie das rechte Bein bis zu 50-mal.
b) Heben und senken Sie das rechte Bein auf zwei bis vier Zählzeiten.

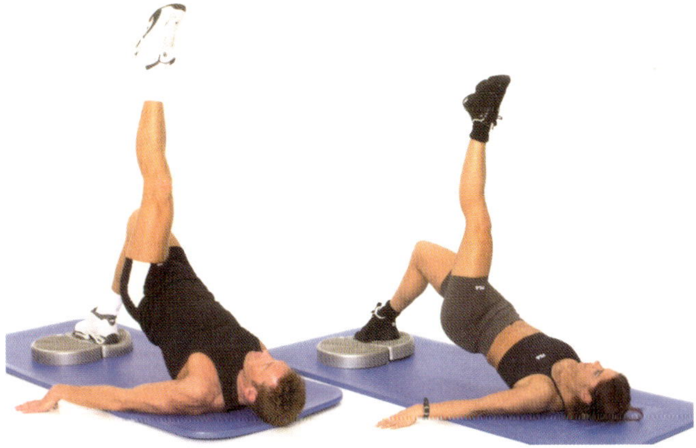

c) Heben Sie das Bein nur einige Zentimeter vom Boden ab und federn Sie in dieser Position fünf- bis sechsmal ganz leicht auf und ab. Heben Sie das Bein dann etwas höher und federn Sie wieder fünf- bis sechsmal auf und ab. Wiederholen Sie diesen Vorgang viermal bei der Hebung des Beines und viermal bei der Senkung des Beines.
d) Wie Übung c), nur das Sie dieses Mal in jeder Position die Bein- und Gesäßmuskulatur des rechten Beines über fünf bis sechs Sekunden maximal anspannen.

Trainingshinweis

Vermeiden Sie Überlastungen der Lendenwirbelsäule – sobald Sie merken, dass der untere Rücken verkrampft, brechen Sie die Übung ab und entspannen die Lendenwirbelsäule. Sie können durchaus einige Male kontrolliert in die Überstreckung der Lendenwirbelsäule gehen (Hohlkreuz-Position), um diesen Bereich zu mobilisieren. Allerdings sollten Sie anschließend immer dafür sorgen, das der untere Rücken total entspannt – am besten in die Seitlage rollen und einige tiefe Atemzüge in der Embryonalstellung durchführen.

Denken Sie daran: nicht übertreiben! Die richtige Dosierung der Übungen bringt den besten Erfolg.

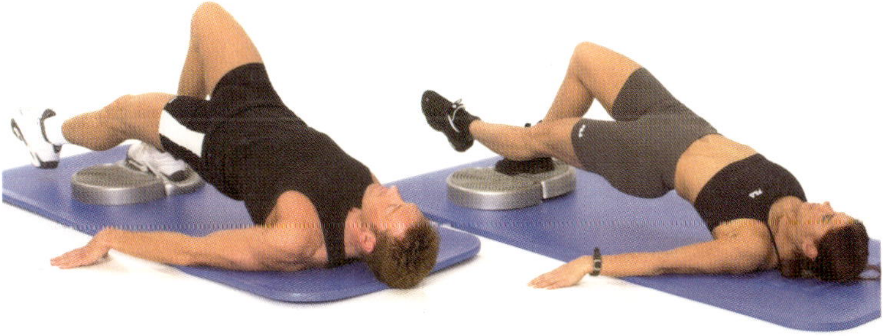

Übung 10: Beineheben in Bauchlage

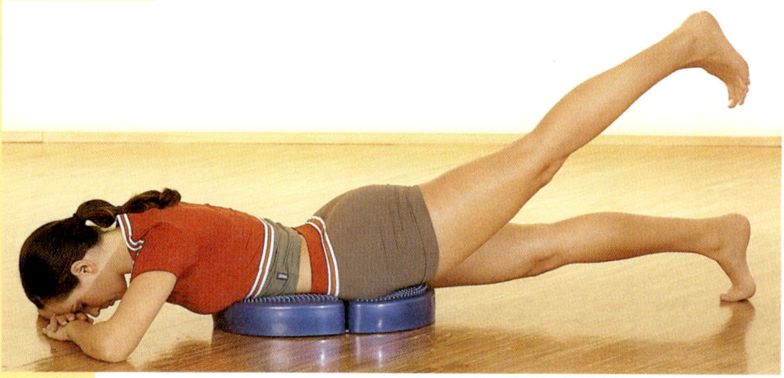

Konzentrieren Sie sich bei dieser Übung auf die Gesäßmuskulatur. Sie können das Bein leicht halbkreisförmig nach oben heben, um die Hüftgelenke nicht einseitig zu belasten, d.h. wechseln Sie nach einigen Wiederholungen die Winkelposition des Beines.

Trainierte Muskulatur: Gesäßmuskulatur und Oberschenkel-Rückseite, unterer Rücken

Trainingshinweis

Die Übung kann den unteren Rücken stark belasten. Heben Sie deshalb die Beine immer nur so hoch an, dass Sie keinen großen Druck auf der Lendenwirbelsäule spüren. Spannen Sie die Bauchmuskeln gut an, um ein Durchhängen der Wirbelsäule zu vermeiden. Drehen Sie sich nach jeder Übungssequenz in die Seit- oder in die Rückenlage, ziehen Sie die Beine zum Oberkörper und entspannen Sie den unteren Rücken. Atmen Sie mehrere Male tief ein und aus und setzen Sie anschließend die Übung fort.

Übungsausführung

Legen Sie sich mit dem Bauch auf den Aero-step, sodass die Hüfte auf der einen Kammer, der Oberkörper auf der anderen Kammer liegt. Legen Sie den Kopf entspannt auf die Unterarme.

a) Spannen Sie die Bauchmuskulatur fest an und heben Sie dann das rechte Bein gestreckt nach oben (anfangs können Sie das Bein auch angewinkelt hochheben). Heben und senken Sie das rechte Bein bis zu 30-mal. Sie können das Bein jeweils kurz auf dem Boden ablegen oder (Fortgeschrittene) Sie halten das Bein kurz über dem Boden an.

b) Heben und senken Sie das rechte Bein auf zwei bzw. vier Zählzeiten.

c) Heben Sie das Bein nur einige wenige Zentimeter hoch und spannen Sie über fünf bis sechs Sekunden die Gesäßmuskeln maximal an. Heben Sie anschließend das Bein einige Zentimeter höher, spannen Sie wieder die Muskeln an. Wiederholen Sie diesen Übungsablauf fünf- bis sechsmal.

Wechseln Sie die Seite und wiederholen Sie die Übungen a) bis c) mit dem linken Bein, anschließend gleichzeitig mit beiden Beinen.

Affirmationen für den Po

- Mein Po ist knackig und straff.
- Meine Gesäßmuskeln stützen den ganzen Rumpf.
- Meine Pomuskeln sind kräftig und elastisch.
- Ich liebe meinen Po.
- Ich habe einen sexy Po.

Meine persönliche Affirmation:

____

____

____

Sie finden es befremdlich, Ihren Po ausgiebig zu bewundern? Machen Sie sich klar, dass die sanft geschwungenen Kurven Ihrer Rückfront ein mindestens ebenso attraktives Attribut sind wie eine üppige Haarpracht oder schöne Augen – und auch nicht weniger im Blickpunkt stehen.

Übungen für einen flachen Bauch

Bauchübungen mit dem Aero-step werden in der Rückenlage ausgeführt. Dazu kann man sich auf vier verschiedene Art und Weisen positionieren:

1. Der obere Rücken wird auf den Aero-step gelegt, Gesäß und Füße sind auf dem Boden.
2. Der Rücken liegt auf dem Boden, das Gesäß liegt auf dem Aero-step, die Füße stehen auf dem Boden.
3. Rücken und Gesäß liegen auf dem Aero-step, der Kopf liegt auf dem Boden oder wird in der Luft gehalten, die Füße stehen auf dem Boden.
4. Rücken und Gesäß liegen auf dem Aero-step, die Beine werden angewinkelt oder gestreckt hochgehoben.

Die erste Variation ist die einfachste und daher für den Anfang besonders gut geeignet. Dabei werden die Bauchübungen besonders gut durch das weiche Luftkissen unterstützt. Die anderen Variationen bedeuten eine erhebliche Intensitätssteigerung, sodass sie eher für Fortgeschrittene geeignet sind. Sie können daher die Übungen Ihrem jeweiligen Leistungszustand (oder Ihrer Tagesleistung entsprechend) anpassen.

Übung 1: Gerade Crunches

Bei allen Bauchmuskelübungen können Sie die Übungsintensität durch die Positionierung der Arme verändern:

- Am leichtesten ist es, wenn Sie die Arme gestreckt nach vorne führen.
- Wenn Sie die Arme über der Brust verschränken oder die Hände auf die Schultern legen, wird die Übung schon anstrengender für den Bauch.
- Wenn Sie die Arme hinter dem Kopf verschränken oder sogar gestreckt hinter dem Kopf halten, wird durch die Hebelwirkung der Arme die Übung erheblich anstrengender.

Je besser Ihre Bauchmuskeln also trainiert sind, desto mehr sollten Sie über die Armsposition den Schwierigkeitsgrad der Übung erhöhen.

Trainierte Muskulatur: gerade und schräge Bauchmuskulatur

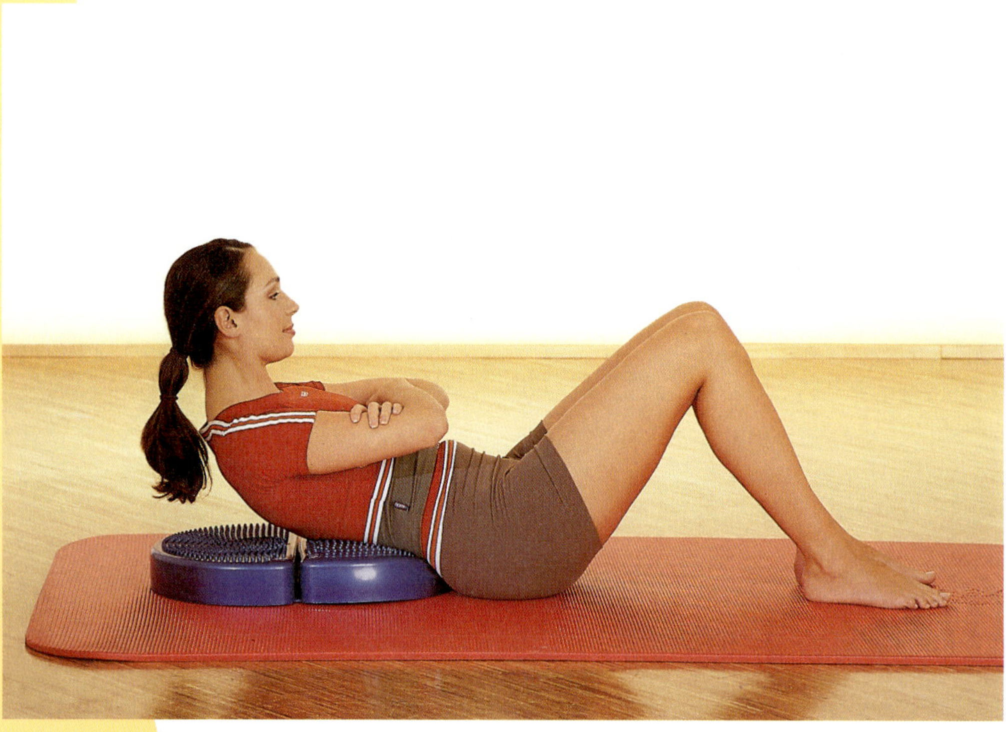

Übungsausführung

Legen Sie den Aero-step längs auf den Boden und legen Sie sich mit dem oberen Rücken auf den Aero-step. Die Lendenwirbelsäule liegt dabei am unteren Rande des Aero-steps, das Gesäß liegt auf dem Boden und die Beine sind angewinkelt aufgestellt.

a) Verschränken Sie die Arme vor der Brust und heben Sie den Rumpf so hoch wie möglich an, ohne dabei die Lendenwirbelsäule vom Boden abzuheben. Legen Sie dann den Rumpf langsam wieder auf den Aero-step zurück.

b) Heben Sie den Rumpf auf zwei oder vier Zählzeiten hoch, und senken Sie ihn langsam wieder ab.

c) Heben Sie den Rumpf nur einige Zentimeter hoch und halten Sie diese Position mehrere Sekunden. Heben Sie den Rumpf nochmals mehrere Zentimeter hoch und halten Sie erneut mehrere Sekunden in dieser Position. Wiederholen Sie diesen Vorgang vier- bis sechsmal hintereinander und legen Sie dann den Rumpf langsam wieder auf den Aero-step.

d) Wiederholen Sie die Übung c), nur heben und senken Sie den Rumpf in der jeweiligen Position mit kleinen Bewegungen sechs- bis achtmal.

Atmen Sie bei allen Bauchübungen bewusst tief ein und aus. Stellen Sie sich dabei vor, wie die Energie in die Bauchmuskeln fließt und wie durch den Abbau der Fettreserven Ihr Bauch flach und ästhetisch wird.

Trainingshinweis

Bauchmuskelübungen wirken stark Blutdruck erhöhend. Dieser Effekt wird besonders verstärkt, wenn man bei der Übungsausführung unbewusst die Luft anhält, um mehr Kraft einzusetzen. Achten Sie also bei allen Bauchübungen darauf, dass Sie bewusst ein- und ausatmen, um starken Pressdruck zu vermeiden. Passen Sie die Atmung Ihrem Bewegungsrhythmus an.

Durch die meist starre Kopfhaltung beim Bauchmuskeltraining kann es nach längerem Üben zu Verspannungen im Hals-Nacken-Bereich kommen. Machen Sie dann unbedingt eine Pause und lockern Sie die Muskeln, indem Sie den Kopf und auch die Schultern leicht in alle Richtungen bewegen, um die Durchblutung der Hals-Nacken-Muskulatur anzuregen.

Ausgiebiges Dehnen hilft, nach anstrengendem Bauchmuskeltraining einem Muskelkater vorzubeugen. Heben Sie die Arme im Stand über den Kopf und strecken Sie sich mehrmals so, als ob Sie mit den Fingerspitzen die Decke erreichen wollten.

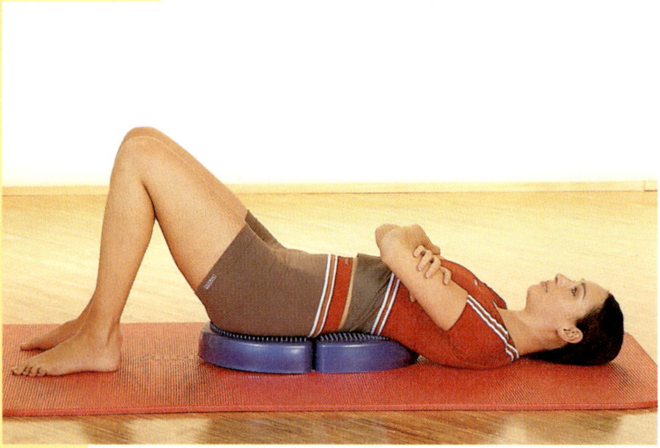

Übung 2: Gerade Crunches
Sie können bei dieser Übung den Kopf während der Übungsausführung oben halten oder aber bewusst nach jeder Rumpfhebung auf den Boden legen, um aus einer guten Vorspannung die Bauchmuskeln zu kontrahieren. Beide Variationen sind richtig und sehr anstrengend und sollten bewusst eingesetzt werden. Ändern Sie die Bewegungstechnik entweder nach jeder Serie oder von Tag zu Tag.
Trainierte Muskulatur: gerade und schräge Bauchmuskulatur

Übungsausführung
Legen Sie sich mit dem Gesäß und mit dem Rücken auf den Aero-step und stellen Sie die Beine angewinkelt auf. Legen Sie den Kopf zunächst entspannt auf den Boden und verschränken Sie die Arme vor der Brust.

a) Heben Sie den Rumpf jetzt so hoch wie möglich an, ohne die Lendenwirbelsäule von der Unterlage abzuheben. Senken Sie den Rumpf anschließend wieder.
b) Heben Sie den Rumpf auf zwei oder vier Zählzeiten hoch, und senken Sie ihn langsam wieder ab.
c) Heben Sie den Rumpf nur einige Zentimeter hoch und halten Sie diese Position mehrere Sekunden. Heben Sie den Rumpf nochmals mehrere Zentimeter hoch und halten Sie erneut mehrere Sekunden in dieser Position. Wiederholen Sie diesen Vorgang vier- bis sechsmal hintereinander und legen Sie dann den Rumpf langsam wieder auf den Aero-step.
d) Wiederholen Sie die Übung c), nur heben und senken Sie den Rumpf in der jeweiligen Position mit kleinen Bewegungen sechs- bis achtmal.

Trainingshinweis
Bei Hals-Nacken-Verspannungen die Übung abbrechen und eine Pause einlegen. In der Pause die Hals-Nacken-Muskulatur bewegen und entspannen.

Übung 3: Schräge Crunches

Für diese Übung gelten die Hinweise zur Variation der Kopfhaltung von Übung 2.

Trainierte Muskulatur: gerade und schräge Bauchmuskulatur

Übungsausführung

Legen Sie sich mit dem Rücken so auf den Aero-step, dass der obere Rücken auf dem Aero-step liegt und die Lendenwirbelsäule auf dem unteren Rand des Luftkissens ruht. Das Gesäß liegt auf dem Boden, die Beine sind angewinkelt aufgestellt.

a) Strecken Sie die Arme zur rechten Seite und heben Sie den Rumpf so hoch, dass Sie mit der linken Hand Ihr rechtes Knie berühren. Die Lendenwirbelsäule bleibt dabei am Boden. Legen Sie den Rumpf anschließend wieder auf den Aero-step und wiederholen Sie nun die Übung zur linken Seite (die rechte Hand berührt das linke Knie).

b) Heben Sie den Rumpf auf zwei oder vier Zählzeiten hoch, und senken Sie ihn langsam wieder ab.

c) Heben Sie den Rumpf nur einige Zentimeter hoch und halten Sie diese Position mehrere Sekunden. Heben Sie den Rumpf nochmals mehrere Zentimeter hoch und halten Sie erneut mehrere Sekunden in dieser Position. Wiederholen Sie diesen Vorgang vier- bis sechsmal hintereinander und legen Sie dann den Rumpf langsam wieder auf den Aero-step.

d) Wiederholen Sie die Übung c), nur heben und senken Sie den Rumpf in der jeweiligen Position mit kleinen Bewegungen sechs- bis achtmal.

Auch in der Rückenlage stimulieren die vielen kleinen Noppen des Aero-step wohltuend die Reflexzonen. Sollte der Reiz während der Übungen zu stark oder gar schmerzhaft werden, können Sie aber ein doppelt gelegtes Handtuch als Polsterung unterlegen.

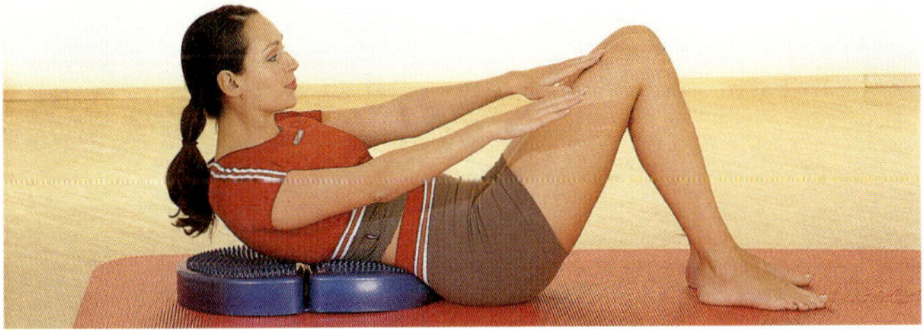

Übung 4: Schräge Crunches

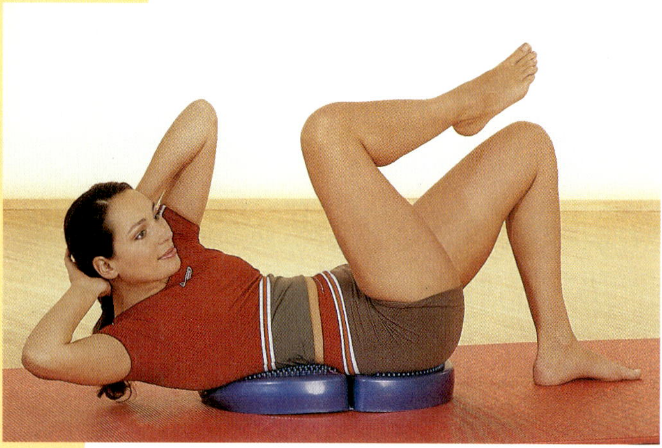

Diese Übung können Sie mit fortschreitender Leistung noch dadurch intensivieren, dass Sie das aufgestellte Bein zusätzlich leicht vom Boden anheben oder noch nach vorne strecken.

Trainierte Muskulatur: gerade und schräge Bauchmuskulatur

Trainingshinweis

Achten Sie darauf, dass Sie die Arme im Nacken nur verschränken – der Kopf soll aber nicht durch die Arme hochgerissen werden. Je weiter Sie die Ellbogen nach außen und hinten führen, desto anstrengender wird die Übung. Denken Sie daran, bei Hals-Nacken-Problemen die Übung zu unterbrechen.

Übungsausführung

Legen Sie sich mit Gesäß und Rücken auf den Aero-step und verschränken Sie die Arme hinter dem Nacken. Stellen Sie das linke Bein angewinkelt auf den Boden, und heben Sie das rechte Bein angewinkelt hoch. Drehen Sie das rechte Knie leicht nach außen.

a) Heben Sie den Rumpf so hoch wie möglich an und ziehen Sie dabei mit dem linken Ellbogen zum rechten Knie. Legen Sie dann den Rumpf wieder auf den Aero-step.

b) Heben Sie den Rumpf auf zwei oder vier Zählzeiten hoch, und senken Sie ihn langsam wieder ab.

c) Heben Sie den Rumpf nur einige Zentimeter hoch und halten Sie diese Position mehrere Sekunden. Heben Sie den Rumpf nochmals mehrere Zentimeter hoch und halten Sie erneut mehrere Sekunden in dieser Position. Wiederholen Sie diesen Vorgang vier- bis sechsmal hintereinander und legen Sie dann den Rumpf langsam wieder auf den Aero-step.

d) Wiederholen Sie die Übung c), nur heben und senken Sie den Rumpf in der jeweiligen Position mit kleinen Bewegungen sechs- bis achtmal.

Wechseln Sie dann die Seite und wieder holen Sie die Übungen a) bis d) zur linken Seite.

Übung 5: Crunches reverse

Winkeln Sie bei dieser Übung die Beine zunächst an. Je besser Ihre Bauchmuskeln werden, desto mehr sollte Sie die Beine gestreckt nach oben führen. Anfänglich werden Sie dazu neigen, die Beine sehr eng zum Rumpf zu ziehen und nach hinten zu rollen. Mit zunehmender Kraft sollten Sie dann versuchen, die Beine in Richtung Decke zu strecken oder sogar in eine leichte Diagonale nach vorne zu ziehen.

Trainierte Muskulatur: gerade und schräge Bauchmuskulatur, Beckenbodenmuskulatur

Trainingshinweis

Je weiter Sie die Beine vom Rumpf entfernt halten, desto schwieriger wird die Übung für die Bauchmuskeln. Achten Sie vor allem beim Herunterkommen darauf, dass die Bewegung bewusst langsam und kontrolliert ausgeführt wird (nicht das Becken einfach »plumpsen« lassen).

Übungsausführung

Legen Sie sich mit dem Gesäß und dem unteren Rücken auf den Aero-step. Der obere Rücken und der Kopf liegen auf dem Boden. Verschränken Sie die Arme im Nacken und lassen Sie den Oberkörper entspannt liegen.

a) Heben Sie die Beine angewinkelt (später gestreckt) nach oben, spannen Sie die Bauchmuskulatur an und heben Sie das Becken einige Zentimeter von der Unterlage ab. Senken Sie anschließend langsam das Becken wieder ab.
b) Heben Sie das Becken auf zwei oder vier Zählzeiten hoch, und senken Sie es langsam wieder ab.
c) Heben Sie das Becken nur einige Zentimeter hoch und halten Sie diese Position mehrere Sekunden. Heben Sie den Rumpf nochmals mehrere Zentimeter hoch und halten Sie erneut mehrere Sekunden. Vier- bis sechsmal wiederholen, dann den Rumpf langsam wieder auf den Aero-step ablegen.
d) Wiederholen Sie die Übung c), nur heben und senken Sie das Becken in der jeweiligen Position mit kleinen Bewegungen sechs- bis achtmal.

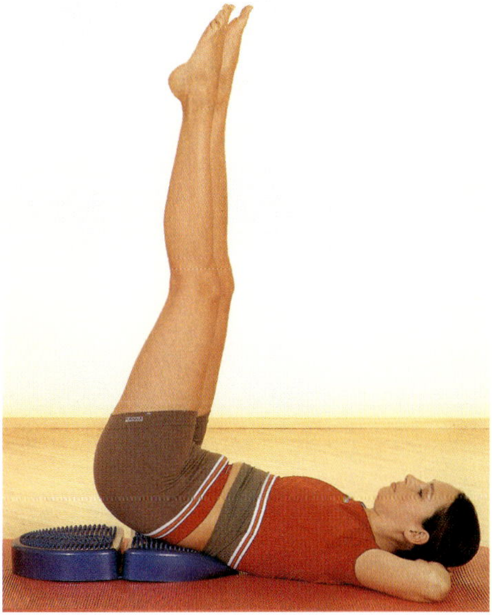

Übung 6: Rumpfheben in der Seitlage

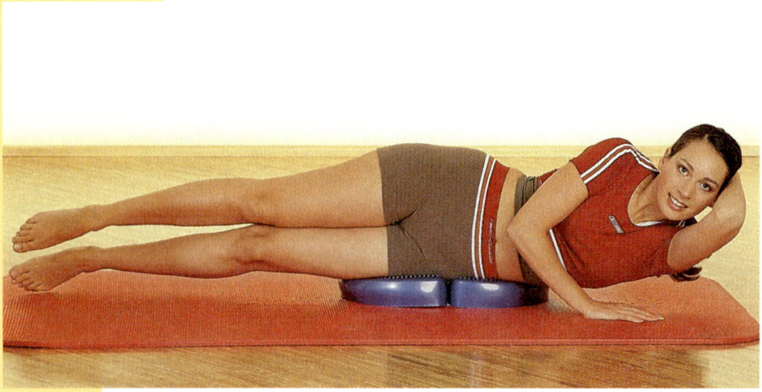

Sie können den Schwierigkeitsgrad dieser Übung durch die Armpositionierung variieren. Je enger die Arme am Rumpf anliegen, desto leichter ist die Übung. Je weiter Sie die Arme vom Rumpf strecken, desto intensiver wird die Übung. Wenn Sie beide Arme über Kopf strecken und eventuell noch Zusatzgewichte in die Hände nehmen, können Sie Ihr Training heftig steigern.

Trainierte Muskulatur: schräge Bauchmuskulatur

Trainingshinweis

Sie können den Rumpf bei dieser Übung jeweils leicht nach vorne oder hinten drehen, um unterschiedliche Anteile der schrägen Bauchmuskulatur zu trainieren. Achten Sie dabei jedoch auf Ihren Rücken: In keiner Phase der Übung sollten Sie Probleme mit der Lendenwirbelsäule bekommen. Legen Sie sich nach der Übung entspannt auf den Rücken, ziehen Sie die Beine zur Brust und entspannen Sie den unteren Rücken.

Übungsausführung

Legen Sie sich seitlich mit der Hüfte auf den Aero-step. Der Oberkörper liegt dabei auf dem Boden, die Beine sind gestreckt. Der obere Arm stützt vor dem Körper auf, der untere Arm wird zunächst angewinkelt (später gestreckt) angehoben.

a) Heben Sie den Rumpf so hoch wie möglich und senken Sie ihn langsam wieder ab.
b) Heben Sie den Rumpf auf zwei oder vier Zählzeiten hoch und senken Sie ihn langsam wieder ab.
c) Heben Sie den Rumpf nur einige Zentimeter hoch und halten Sie diese Position mehrere Sekunden. Heben Sie den Rumpf nochmals mehrere Zentimeter hoch und halten Sie erneut mehrere Sekunden in dieser Position. Wiederholen Sie diesen Vorgang vier- bis sechsmal hintereinander und legen Sie dann den Rumpf langsam wieder auf den Aero-step.
d) Wiederholen Sie die Übung c), nur heben und senken Sie den Rumpf in der jeweiligen Position mit kleinen Bewegungen sechs- bis achtmal. Wechseln Sie die Seite und führen Sie die Übungen a) bis d) auf der anderen Seite durch.

Übung 7: Beineheben in der Seitlage

Winkeln Sie zu Beginn die Beine an, um die Übung etwas leichter zu gestalten. Mit fortschreitendem Trainingsniveau strecken Sie die Beine immer mehr. Später können Sie noch Beinmanschetten um die Füße legen, um die Übung zu intensivieren.

Trainierte Muskulatur: schräge Bauchmuskulatur, seitliche Gesäßmuskulatur, Abduktoren und Adduktoren der Beine

Übungsausführung

Legen Sie sich mit der Hüfte seitlich auf den Aero-step. Der Rumpf liegt entspannt auf dem Boden, der untere Arm zeigt waagerecht nach vorne, der obere Arm stützt vor dem Rumpf auf dem Boden ab.

a) Heben Sie die Beine angewinkelt (später gestreckt) so hoch wie möglich an, ohne mit dem Becken auszuweichen (nicht nach vorne oder hinten kippen). Senken Sie anschließend die Beine wieder langsam zum Boden.

b) Heben Sie die Beine auf zwei oder vier Zählzeiten hoch und senken Sie sie langsam wieder ab.

c) Heben Sie die Beine nur einige Zentimeter hoch und halten Sie diese Position mehrere Sekunden. Heben Sie die Beine nochmals mehrere Zentimeter hoch und halten Sie sie erneut mehrere Sekunden in dieser Position. Wiederholen Sie diesen Vorgang vier- bis sechsmal hintereinander und legen Sie dann die Beine langsam wieder auf den Aero-step.

d) Wiederholen Sie die Übung c, nur heben und senken Sie die Beine in der jeweiligen Position mit kleinen Bewegungen sechs- bis achtmal.

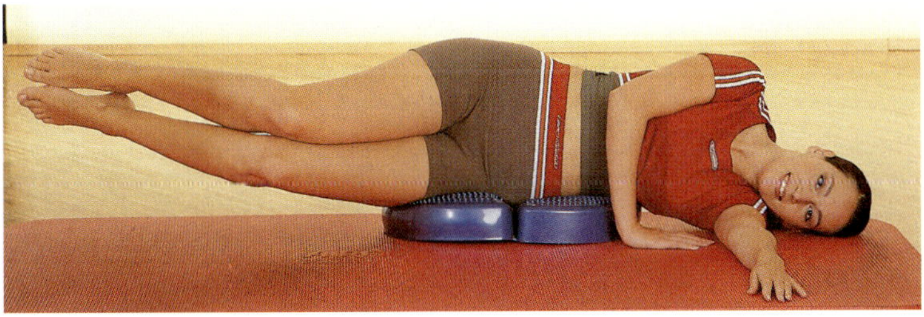

Trainingshinweis

Sie können die Beine abwechselnd leicht nach vorne, in der Mitte oder leicht nach hinten anheben, um unterschiedliche Muskelfasern zu trainieren. Achten Sie vor allem beim Rückführen der Beine darauf, dass Sie keine Probleme mit der Lendenwirbelsäule bekommen. Legen Sie sich nach der Übungsdurchführung entspannt auf den Rücken, ziehen Sie die Knie zum Rumpf und entlasten Sie den unteren Rücken.

Übung 8: Gerade und schräge Crunches

Führen Sie diese Übung zu Beginn mit angewinkelten Beinen durch. Öffnen Sie die Beine nur so weit, dass Sie eine leichte Dehnung auf der Oberschenkel-Innenseite spüren. Mit zunehmender Leistung können Sie die Beine weiter grätschen und die Dehnung verstärken. Sie können die Übungsausführung variieren, indem Sie den Rumpf oben halten oder bewusst nach jeder Wiederholung auf den Boden ablegen.

Trainierte Muskulatur: gerade und schräge Bauchmuskulatur

Übungsausführung

Legen Sie sich mit dem Rücken und mit dem Gesäß auf den Aero-step. Heben Sie die Beine angewinkelt (später gestreckt) nach oben und grätschen Sie die Beine.

a) Heben Sie den Rumpf so weit wie möglich nach oben und ziehen Sie die Arme gestreckt durch die gegrätschten Beine nach vorne. Legen Sie dann den Rumpf wieder ab und ziehen Sie dann mit

Achten Sie darauf, den Rumpf bei dieser Übung durch gezielte Muskelanspannung zu heben. Vermeiden Sie es, Schwung zu holen und mit einer ruckartigen Bewegung hochzuschnellen und dann wieder ausgepowert zurückzuplumpsen.

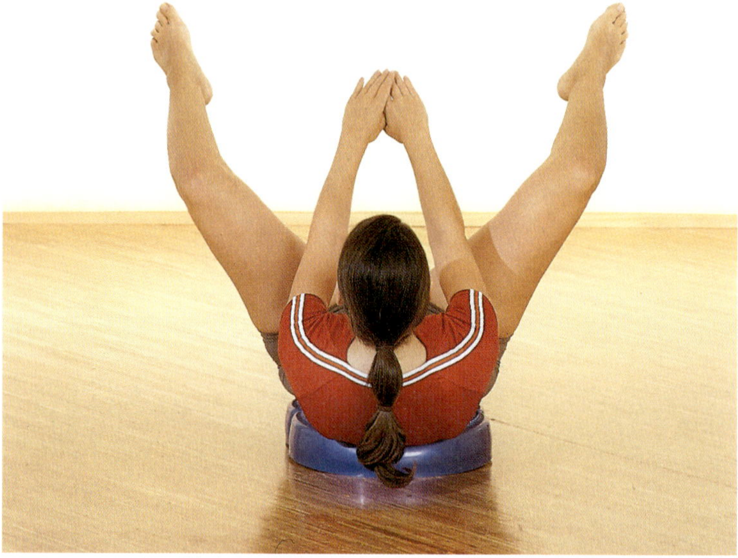

beiden Händen zur rechten Fußspitze (versuchen Sie, mit den Fingerspitzen die Fußspitze zu berühren). Legen Sie den Rumpf wieder ab und ziehen Sie anschließend mit den Händen zur linken Fußspitze.

b) Heben Sie den Rumpf auf zwei oder vier Zählzeiten hoch und senken Sie ihn langsam wieder ab.

c) Heben Sie den Rumpf nur einige Zentimeter hoch und halten Sie diese Position mehrere Sekunden. Heben Sie den Rumpf nochmals mehrere Zentimeter hoch und halten Sie erneut mehrere Sekunden in dieser Position. Wiederholen Sie diesen Vorgang vier- bis sechsmal hintereinander und legen Sie dann den Rumpf langsam wieder auf den Aero-step.

d) Wiederholen Sie die Übung c), nur heben und senken Sie den Rumpf in der jeweiligen Position mit kleinen Bewegungen sechs- bis achtmal.

Trainingshinweis

Sobald Sie mit den Händen zur Seite ziehen, laufen Sie Gefahr, das Gleichgewicht durch die wackelige Unterlage zu verlieren. Dosieren Sie also behutsam die Seitbewegungen!

Unterbrechen Sie die Übung, wenn Sie Verspannungen in der Hals-Nacken-Muskulatur verspüren. Bewegen Sie den Kopf und die Schultern leicht in alle Richtungen, um die Durchblutung der Hals-Nackenmuskeln zu fördern.

Lassen Sie nach Bauchübungen nie die Entspannungsübungen für die Nackenmuskulatur aus. Diese Partie ist bei sehr vielen Menschen ohnehin notorisch verspannt, was zu ganz unvermuteten Beschwerden, wie chronischem Kopfschmerz oder sogar Hörstörungen, führen kann.

Übung 9 : Gerade Crunches

Führen Sie diese Übung zu Beginn mit angewinkelten Beinen durch. Öffnen Sie die Beine nur so weit, dass Sie eine leichte Dehnung auf der Oberschenkel-Innenseite spüren. Mit zunehmender Leistung können Sie die Beine weiter grätschen und die Dehnung verstärken. Sie können die Übungsausführung variieren, indem Sie den Rumpf oben halten oder bewusst nach jeder Wiederholung auf den Boden ablegen.

Trainierte Muskulatur: gerade und schräge Bauchmuskulatur

Auch hier gilt: Nicht mit kräftigem Hau-ruck hochfahren, sondern eher in einer sanft ziehenden Bewegung versuchen, mit den Fingerspitzen den Fuß zu erreichen – und dabei das Atmen nicht vergessen!

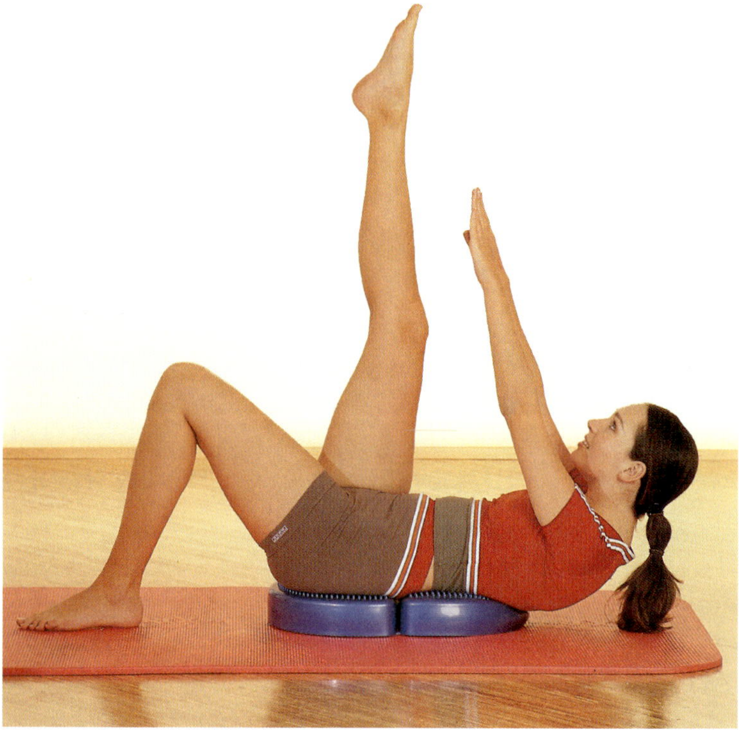

Übungsausführung

Legen Sie sich mit dem Gesäß und dem Rücken so auf den Aero-step, dass die Schultern und der Kopf den Boden berühren. Stellen Sie das linke Bein angewinkelt auf und heben Sie das rechte Bein gestreckt nach oben.

a) Ziehen Sie nun mit den Händen in Richtung Fußspitzen. Versuchen Sie allmählich, mit den Fingerspitzen die Fußspitzen zu berühren. Auch wenn das anfänglich unmöglich erscheint – mit zunehmender Leistungsfähigkeit der Bauchmuskulatur schaffen Sie es!

b) Heben Sie den Rumpf auf zwei oder vier Zählzeiten hoch und senken Sie ihn langsam wieder ab.

c) Heben Sie den Rumpf nur einige Zentimeter hoch und halten Sie diese Position mehrere Sekunden. Heben Sie den Rumpf nochmals mehrere Zentimeter hoch und halten Sie erneut mehrere Sekunden in dieser Position. Wiederholen Sie diesen Vorgang vier- bis sechsmal hintereinander und legen Sie dann den Rumpf langsam wieder auf den Aero-step.

d) Wiederholen Sie die Übung c), nur heben und senken Sie den Rumpf in der jeweiligen Position mit kleinen Bewegungen sechs- bis achtmal.

Wechseln Sie die Seite und wiederholen Sie die Übungen a) bis d) auf der anderen Seite

Trainingshinweis

Auch hier gilt wie bei Übung 8: Sobald Sie mit den Händen zur Seite ziehen, laufen Sie Gefahr, das Gleichgewicht durch die wackelige Unterlage zu verlieren. Dosieren Sie also behutsam die Seitbewegungen! Unterbrechen Sie die Übung, wenn Sie Verspannungen in der Hals-Nacken-Muskulatur verspüren. Bewegen Sie den Kopf und die Schultern leicht in alle Richtungen, um die Durchblutung der Hals-Nacken-Muskeln zu fördern.

Übung 10: Schräge Crunches

Diese Übung können Sie auf zwei verschiedene Arten durchführen:

1. Sie legen nach jeder Wiederholung die Schultern und den Kopf auf den Boden – damit nutzen Sie die durch die Rücklage entstehende Vordehnung der Bauchmuskulatur aus und kontrahieren die Bauchmuskeln über einen sehr langen Weg, wobei durch die exzentrische Anspannung der Muskeln die Übung sehr anstrengend (und damit sehr wirkungsvoll) wird.
2. Sie halten den Rumpf oben und spannen dadurch während der gesamten Übungsausführung etliche Fasern der Bauchmuskulatur isometrisch an – auch diese Version ist sehr anstrengend.

Um alle Möglichkeiten auszunutzen, ist es sinnvoll, eine Serie mit der ersten Version und eine Serie mit der zweiten Version durchzuführen.

Trainierte Muskulatur: gerade und schräge Bauchmuskulatur

Die erfreuliche Botschaft: Die Bauchmuskeln reagieren meist sehr schnell auf ein regelmäßiges Training – sowohl durch heftigen Muskelkater als auch eine sichtbar gestraffte Bauchdecke. Weniger erfreulich: Sie sind auch sehr »vergesslich« und schlaffen bald wieder ab, wenn sie nicht mehr beansprucht werden.

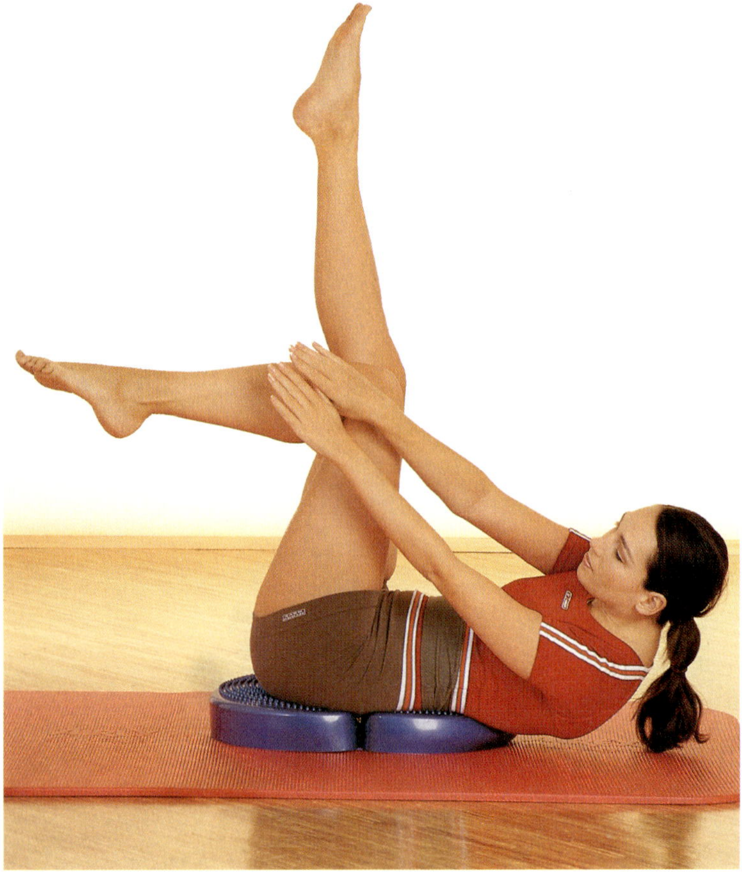

Gehen Sie sanft mit Ihren Gelenken um und führen Sie die Übungen nicht »zackig« aus. Strecken Sie Knie- und Ellenbogengelenke nie völlig durch, sondern lassen Sie eine ganz leichte Beugung zu.

Übungsausführung

Legen Sie sich mit dem Rücken und dem Gesäß so auf den Aero-step, dass die Schultern und der Kopf in der Ausgangsposition auf dem Boden liegen. Heben Sie das rechte Bein anwinkelt nach oben, das linke Bein wird gestreckt nach oben geführt.

a) Ziehen Sie mit den Händen abwechselnd zum Fuß des angewinkelten rechten Beines und anschließend zur Fußspitze des gestreckten linken Beines. Drehen Sie dabei den Rumpf, so weit es möglich ist, jeweils zur rechten bzw. zur linken Seite.
b) Heben Sie den Rumpf auf zwei oder vier Zählzeiten jeweils zur rechten bzw. linken Seite und senken Sie ihn langsam wieder ab.

c) Heben Sie den Rumpf zu jeder Seite jeweils nur einige Zentimeter hoch und halten Sie diese Position mehrere Sekunden. Heben Sie den Rumpf nochmals mehrere Zentimeter hoch und halten Sie erneut mehrere Sekunden in dieser Position. Vier- bis sechsmal wiederholen, dann den Rumpf langsam wieder ablegen.
d) Wiederholen Sie Übung c), nur heben und senken Sie den Rumpf in der jeweiligen Position mit kleinen Bewegungen sechs- bis achtmal.

Wechseln Sie die Beine (linkes Bein anwinkeln, rechtes Bein gestreckt heben) und wiederholen Sie die Übungen a) bis d) in der neuen Position.

Trainingshinweis

Sobald Sie mit den Händen zur Seite ziehen, laufen Sie Gefahr, das Gleichgewicht durch die wackelige Unterlage zu verlieren. Dosieren Sie also behutsam die Seitbewegungen!

Trainingshinweis

Unterbrechen Sie die Übung, wenn Sie Verspannungen in der Hals-Nacken-Muskulatur verspüren. Bewegen Sie den Kopf und die Schultern leicht in alle Richtungen, um die Durchblutung der Hals-Nackenmuskeln zu fördern.

Affirmationen für den Bauch

- Mein Bauch schützt meinen inneren Organe.
- Mein Bauch ist fest und stark.
- Mein Bauch ist das Zentrum meines Körpers.
- Mein Bauch ist kräftig und flach.
- Mein Bauch stützt den ganzen Rumpf.
- Meine Bauchmuskeln sind fest und elastisch.
- Ich liebe meinen Bauch.

Meine persönliche Affirmation:

Übungen für straffe Arme

Übung 1: Bizeps-Curls
Je kürzer Sie das Band halten, desto stärker wird die Zugspannung und damit der Kraftaufwand. Sie können also selbst bestimmen, mit welcher Intensität Sie trainieren wollen. Sollte die Übung nicht anstrengend genug sein, fassen Sie das Band kürzer. Wenn die Übung zu anstrengend wird, geben Sie etwas Band frei bzw. lösen Sie die Bandumwicklung der Hand mit zwei bis drei Drehungen.
Trainierte Muskulatur: Oberarmbeuger

Übungsausführung
Ziehen Sie ein Theraband unter dem Aero-step durch und wickeln Sie die Enden locker so um beide Hände, dass Sie mit hängenden Armen eine leichte Zugspannung im Band spüren (ohne Bild).

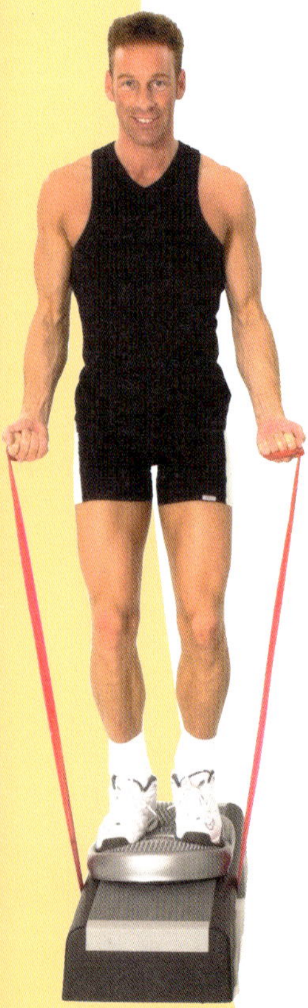

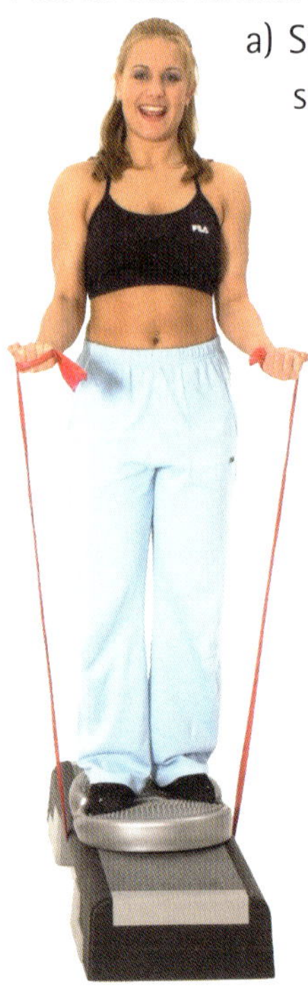

a) Stellen Sie nun den rechten Fuß auf den Aero-step und beugen Sie leicht das Knie. Machen Sie mit dem linken Bein einen Schritt zurück, sodass Sie eine leichte Spannung auf der rechten Oberschenkel-Vorderseite spüren. Halten Sie während der ganzen Übung den Fuß auf dem Aero-step möglichst flach. Beugen und strecken Sie jetzt im Wechsel langsam den linken Arm. Fixieren Sie dabei den Oberarm am Rumpf und halten Sie den Rumpf mit gestrecktem Rücken leicht nach vorne geneigt. Achten Sie bei der Armstreckung darauf, dass in der Endposition eine leichte Beugung im Ellbogengelenk bestehen bleibt und dass das Theraband unter Spannung bleibt. Stellen Sie anschließend der rechten Fuß auf den Boden und wiederholen Sie die Übung auf festem Boden.

b) Wechseln Sie dann die Seite, d.h. der linke Fuß steht auf dem Aero-step, der rechte Arm wird gebeugt und gestreckt. Wiederholen Sie die Übung auf festem Boden.

c) Stellen Sie sich mit beiden Füßen auf den Aero-step und beugen Sie leichte beide Knie. Beugen und strecken Sie beide Arme gleichzeitig. Halten Sie dabei beide Oberarme seitlich am Rumpf fixiert. Achten Sie dabei darauf, dass die Füße möglichst flach auf dem Aero-step gehalten werden.

Wiederholen Sie die Übung anschließend auf festem Boden.

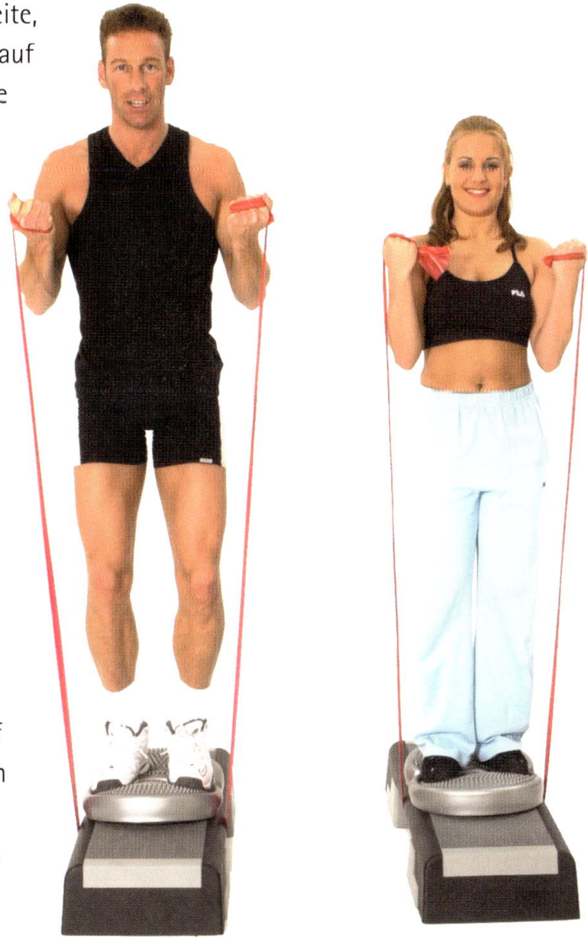

Trainingshinweis

Wickeln Sie das Band nicht fest um die Hände, da sonst während der Übungen die Durchblutung der Hände gestört wird. Falls Sie Probleme mit dem Band haben, können Sie die losen Enden auch so zusammenfalten und in die Hände nehmen, dass keine Umwicklung der Hände erforderlich ist.

Achten Sie während der gesamten Übungsausführung darauf, dass das Handgelenk fixiert bleibt, um ungewollte Ausweichbewegungen und Überlastungen im Handgelenk zu vermeiden.

Konzentrieren Sie sich auf die Oberarme und spüren Sie deutlich die Spannung in der Muskulatur. halten Sie die Spannung während der ganzen Übung – lassen sie die Arme nicht entspannt nach unten fallen.

Übung 2: Triceps-Kicks

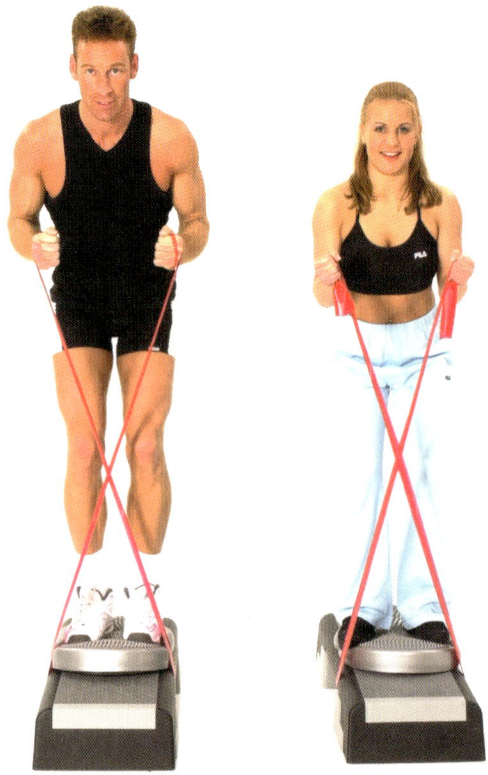

Für diese Armübungen erhalten Sie im Sportgeschäft Thera-Bänder in unterschiedlichen Ausführungen, die sich je nach Gewicht und Muskelkraft leichter oder schwerer dehnen lassen. Fragen Sie einen Fachverkäufer, welche Stärke für Sie am besten geeignet ist.

Der Oberarm wird während der gesamten Übungsausführung nicht bewegt, nur der Unterarm wird nach hinten gestreckt und nach vorne in die Beugung geführt.

Trainierte Muskulatur: Oberarmstrecker

Übungsausführung:

Die Ausgangsposition ist wie bei Übung 1: Ziehen Sie ein Theraband unter dem Aero-step durch und wickeln Sie die Enden des Therabandes locker so um beide Hände, dass Sie mit hängenden Armen eine leichte Zugspannung im Band spüren.

Der Rumpf wird etwas weiter nach vorne gebeugt, und der Oberarm wird so am Rumpf fixiert, dass der Ellbogen hinter dem Rücken steht.

a) Stellen Sie den rechten Fuß auf den Aero-step und beugen Sie leicht das Knie. Machen Sie mit dem linken Bein einen Schritt zurück, sodass Sie in einem weiten Ausfallschritt stehen. Halten Sie während der gesamten Übung den Fuß auf dem Aero-step möglichst flach. Strecken Sie den linken Unterarm, so weit es geht, nach hinten oben und beugen Sie anschließend langsam den Arm. Sie können abwechselnd den Arm so nach hinten führen, dass
   1. der Handrücken
   2. die Handfläche und
   3. die Handkante

   nach hinten zeigen. Fixieren Sie auch bei dieser Übung die Handgelenke, um ungewollte Ausweichbewegungen zu vermeiden und um die Konzentration auf die Armstreckmuskulatur zu lenken. Stellen Sie anschließend den rechten Fuß auf den Boden und wiederholen Sie die Übung auf festem Untergrund. Stellen Sie dabei den Fuß auf das Theraband.
b) Wechseln Sie dann die Seite und trainieren Sie mit dem rechten Arm. Wiederholen Sie die Übung anschließend auf festem Boden.
c) Stellen Sie sich mit beiden Füßen auf den Aero-step und trainieren Sie beide Arme gleichzeitig. Achten Sie dabei darauf, dass die Füße möglichst flach auf dem Aero-step gehalten werden. Wiederholen Sie anschließend die Übung auf festem Boden – stellen Sie dabei beide Füße auf das Theraband.

Konzentrieren Sie sich auf die Oberarmrückseite. Spüren Sie die Muskelspannung in den Armstreckern und stellen Sie sich vor, wie Ihre Arme fest und straff werden.

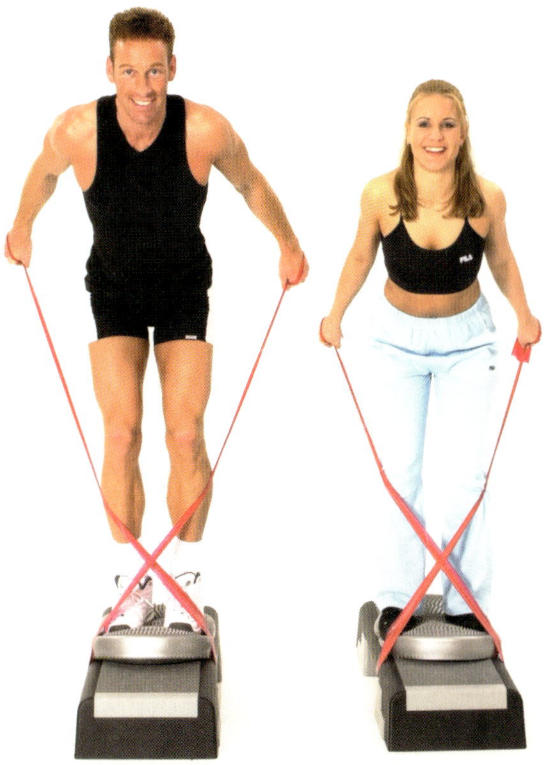

Übung 3: Beugestütz

Je mehr Sie bei den nachfolgenden Übungen den Oberkörper über die Arme nach vorne schieben, desto höher wird der Kraftaufwand. Je weiter Sie das Körpergewicht nach hinten auf die Ferse verschieben, desto leichter wird die Übung für die Arme.

Trainierte Muskulatur: Armstrecker

Übungsausführung

Legen Sie ein Handtuch auf den Aero-step und knien Sie sich vor den Aero-step.

a) Beugen Sie den rechten Arm so weit, dass der Ellbogen den Boden berührt, und strecken Sie anschließend den Arm wieder. Der linke Arme bleibt dabei gestreckt.

b) Beugen Sie den Arm nur wenige Zentimeter, beugen und strecken Sie den Arm mehrere Male hintereinander; dann beugen Sie den Arm etwas mehr, beugen und strecken wiederum nur wenige Zentimeter; beugen Sie den Arm noch etwas stärker und beugen und strecken Sie in dieser Position wiederum nur wenige Zentimeter – wiederholen Sie diese Übung in mindestens sechs verschiedenen Beugepositionen.

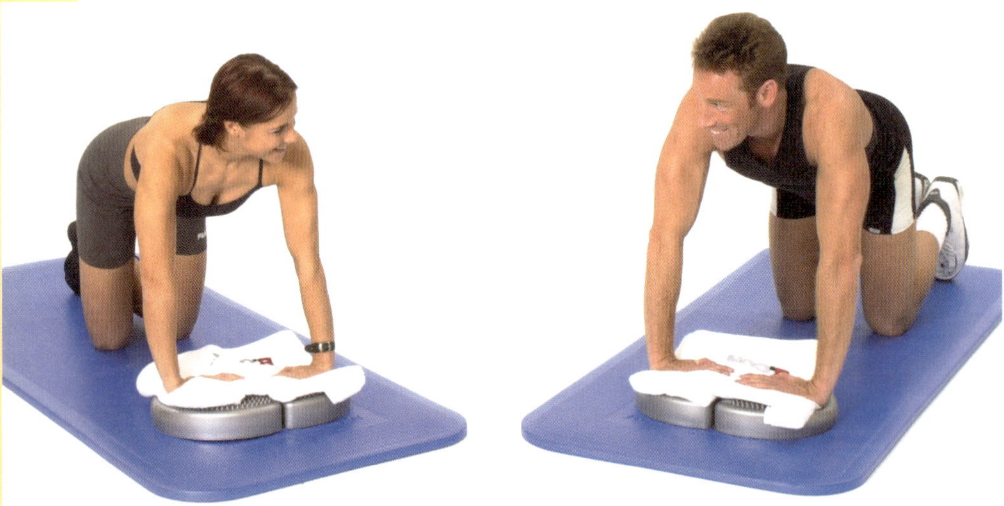

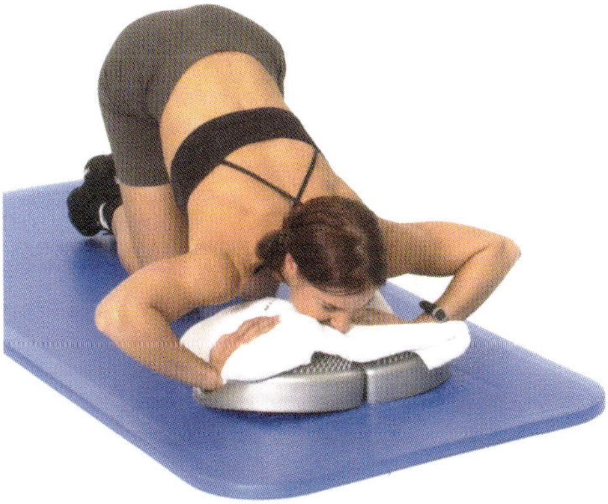

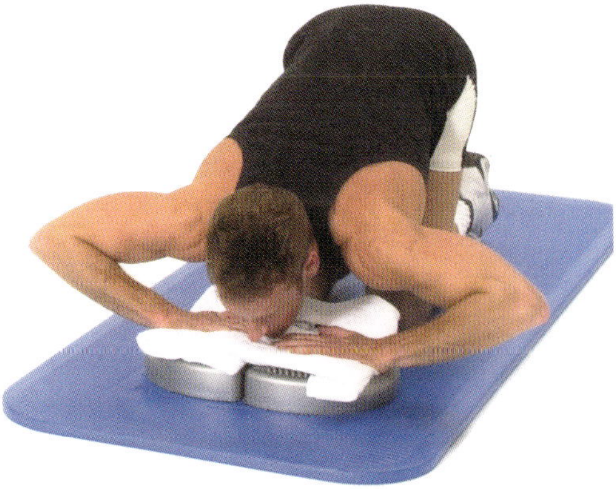

c) Stellen Sie die rechte Hand jetzt auf den Boden, die linke Hand bleibt auf dem Aero-step. Wiederholen Sie die Übungen a) und b) mit der rechten Hand auf dem Boden.
d) Wechseln Sie die Seite und führen Sie die Übungen a) bis c) mit dem linken Arm durch.
e) Beugen und strecken Sie beide Arme gleichzeitig – wiederholen Sie die Übungen a) bis c) mit beiden Armen.

Trainingshinweis

Falls Sie Probleme mit den Knien haben, sollten Sie ein zusammengerolltes Handtuch oder eine zusammengerollte Matte unter die Knie legen, um Druckschmerzen zu vermeiden. Legen Sie beide Hände mit leicht nach innen zeigenden Fingern auf den Aero-step. Die Arme sind dabei fast gestreckt, aber während der gesamten Übung sollte eine leichte Spannung auf der Oberarmrückseite zu spüren sein.

Spezialtipp

Arme werden meist so behandelt wie das Werkzeug im Keller: Sind sie nicht gerade im Arbeitseinsatz, hängen sie unbeachtet herum. Sie werden zwar nicht rostig, aber die Muskeln schlaffen ab. Versuchen Sie, auch beim Gehen und Stehen die Arme bewusst zu »tragen«, also eine ganz leichte Grundspannung der Muskulatur beizubehalten.

Übung 4: Beugestütz einseitig

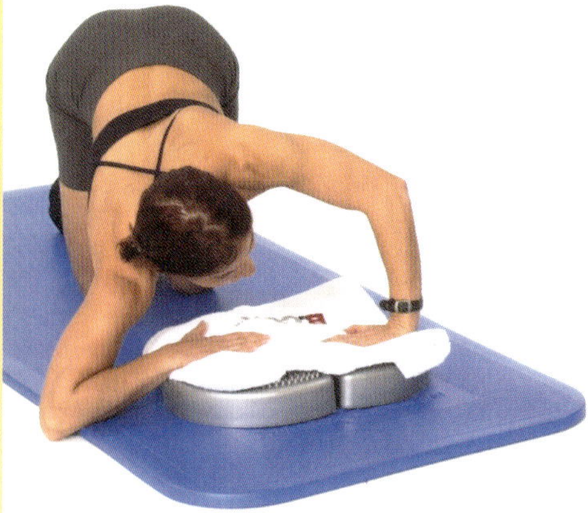

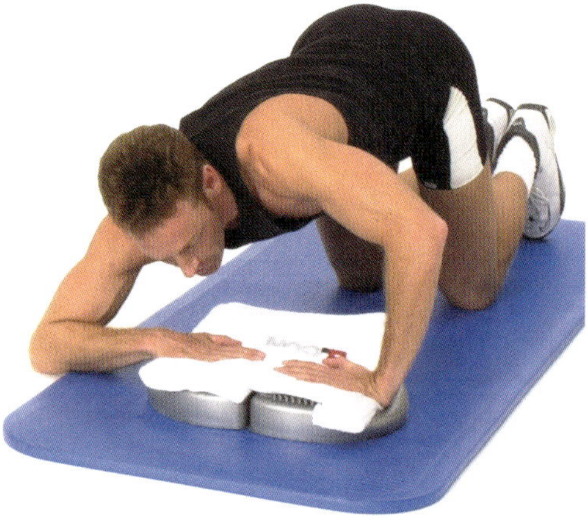

Einseitige Stützübungen sind sehr anstrengend. Verlagern Sie daher anfangs das Gewicht mehr in Richtung Fersen, um eine Überlastung der Schulter-Arm-Gelenke zu vermeiden.
Je mehr Sie bei den nachfolgenden Übungen den Oberkörper über den Arm nach vorne schieben, desto höher wird der Kraftaufwand. Je weiter Sie das Körpergewicht nach hinten auf die Ferse verschieben, desto leichter wird die Übung für den Arm.
Trainierte Muskulatur: Armstrecker

Übungsausführung
Legen Sie ein Handtuch auf den Aero-step und knien Sie sich vor den Aero-step.

a) Beugen Sie den rechten Arm so weit, dass der Ellbogen den Boden berührt, und strecken Sie anschließend den Arm wieder. Der linke Arme wird dabei auf den Rücken gelegt.
b) Beugen Sie den rechten Arm nur wenige Zentimeter, beugen und strecken Sie den Arm mehrere Male hintereinander; dann beugen Sie den Arm etwas mehr, beugen und strecken wiederum nur

wenige Zentimeter; beugen Sie den Arm noch etwas stärker und beugen und strecken Sie in dieser Position wiederum nur wenige Zentimeter – wiederholen Sie diese Übung in mindestens sechs verschiedenen Beugepositionen.

c) Stellen Sie die rechte Hand jetzt auf den Boden, die linke Hand bleibt auf dem Rücken. Wiederholen Sie die Übungen a) und b) mit der rechten Hand auf dem Boden.

d) Wechseln Sie die Seite und führen Sie die Übungen a) bis c) mit dem linken Arm durch.

Es ist sehr sinnvoll, die Übungen nochmals auf festem Boden durchzuführen, um die optimale Aktivierung der Muskelfasern zu erreichen. Auf diese Weise können Sie die Fettverbrennung erheblich steigern.

Trainingshinweis

Falls Sie Probleme mit den Knien haben, sollten Sie ein zusammengerolltes Handtuch oder eine zusammengerollte Matte unter die Knie legen, um Druckschmerzen zu vermeiden. Legen Sie abwechselnd die rechte bzw. die linke Hand mit leicht nach innen zeigenden Fingern auf den Aero-step. Der Arm ist dabei fast gestreckt, aber während der gesamten Übung sollte eine leichte Spannung auf der Oberarmrückseite zu spüren sein.

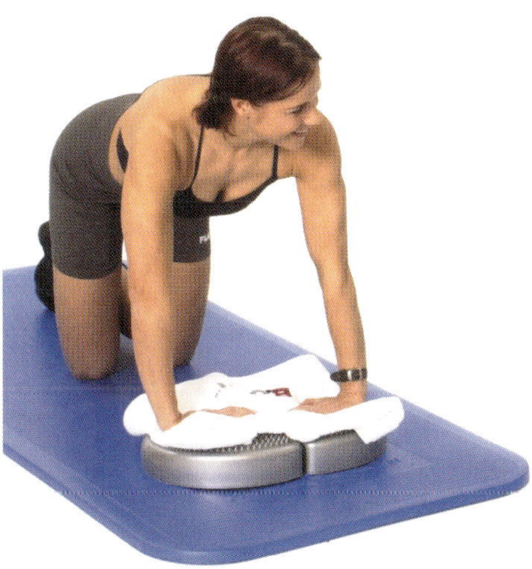

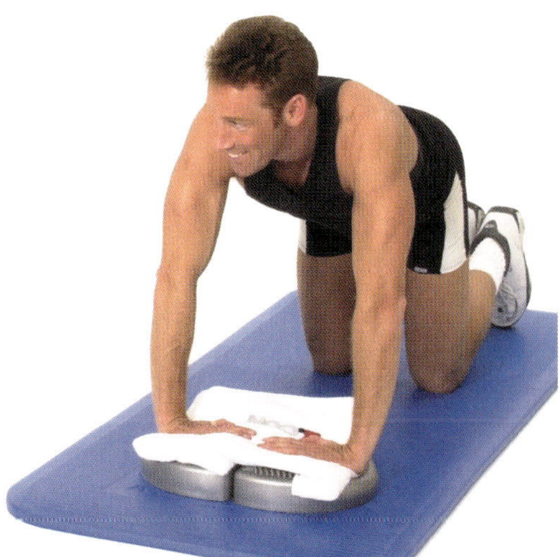

Übung 5: Triceps-Dips rücklings

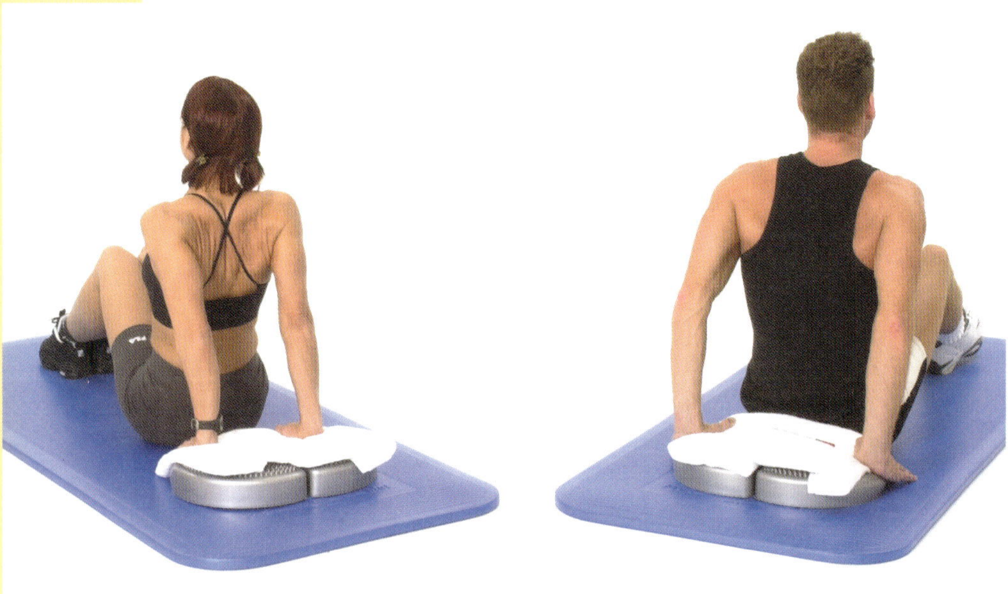

Diese Übung wird anfangs im Sitzen ausgeführt. Je mehr Sie Ihre Kraft steigern, desto intensiver können Sie Ihre Arme belasten, indem Sie das Gesäß vom Boden abheben und das Körpergewicht auf die Arme verlagern.

Trainierte Muskulatur: Armstrecker

Übungsausführung

Legen Sie ein Handtuch auf den Aero-step und setzen Sie sich so vor den Aero-step, dass Sie beide Hände hinter dem Rücken leicht nach innen gedreht auf den Aero-step legen können. Drücken Sie den Brustkorb weit nach oben, ziehen Sie die Schultern betont nach unten und strecken Sie die Arme.

a) Beugen Sie beide Arme gleichzeitig so tief wie möglich und strecken Sie anschließend wieder die Arme.
b) Beugen Sie die Arme nur wenige Zentimeter und beugen und strecken Sie in dieser Position mehrere Male die Arme. Beugen

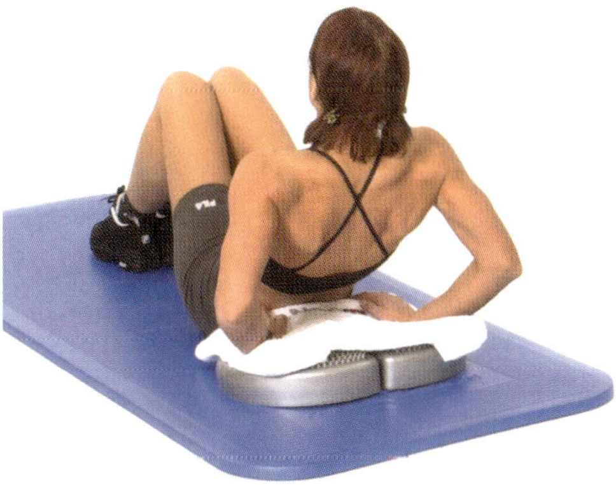

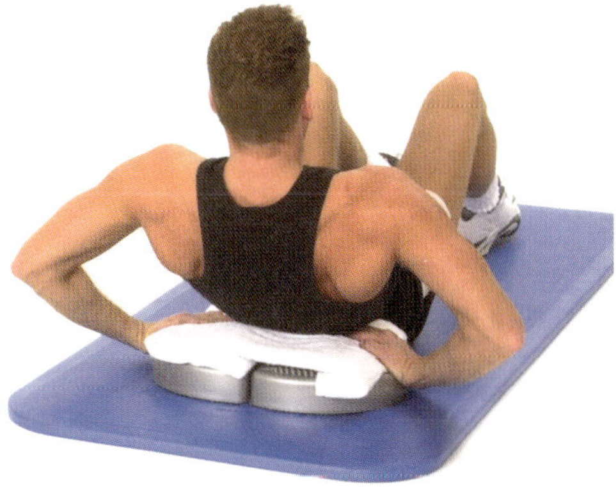

Sie anschließend die Arme etwas tiefer und wiederholen Sie die kleinen Beuge- und Streckbewegungen in dieser Position. Wiederholen Sie dies in vier bis sechs Beugepositionen.

c) Wiederholen Sie die Übungen a) und b) mit hochgehobenem Becken (nur Fortgeschrittene).

Trainingshinweis

Drücken Sie den Brustkorb so weit wie möglich nach oben und ziehen Sie Schulterblätter nach unten. Die Schultern sollten während der gesamten Übung so weit wie möglich von den Ohren entfernt bleiben!

Wenn die enge Position beider Arme hinter dem Rücken anfangs unangenehm ist, können Sie auch eine Hand weiter entfernt auf dem Boden abstützen. Wechseln Sie dann ab und zu die Handpositionen und stützen Sie sich nur mit einer Hand auf dem Aero-step ab.

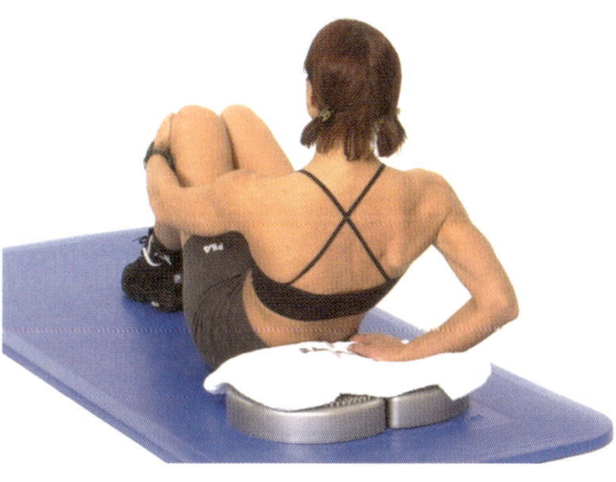

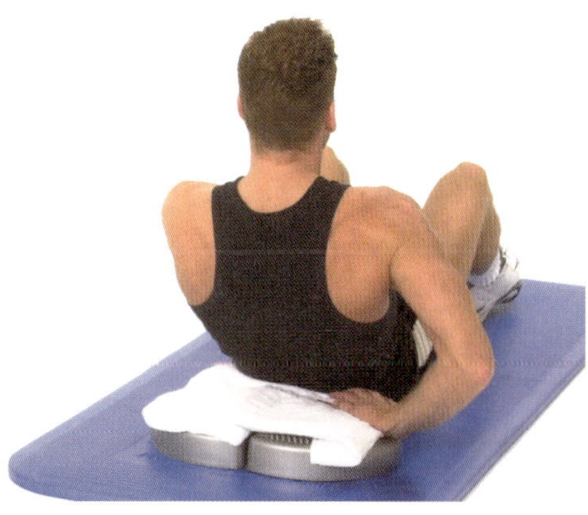

Übung 6: Triceps-Dips einseitig

Diese Übung wird anfangs im Sitzen ausgeführt. Je mehr Sie Ihre Kraft steigern, desto intensiver können Sie Ihren Arm einseitig belasten, indem Sie das Gesäß vom Boden abheben und das Körpergewicht auf den Arm verlagern.

Trainierte Muskulatur: Armstrecker

Übungsausführung (Bild s. Seite 117)

Legen Sie ein Handtuch auf den Aero-step und setzen Sie sich so vor den Aero-step, dass Sie eine Hand hinter dem Rücken leicht nach innen gedreht auf den Aero-step legen können. Drücken Sie den Brustkorb weit nach oben, ziehen Sie die Schultern betont nach unten und strecken Sie den Arm.

a) Beugen Sie den rechten bzw. linken Arm so tief wie möglich und strecken Sie ihn anschließend wieder.

b) Beugen Sie den Arm nur wenige Zentimeter und beugen und strecken Sie ihn in dieser Position mehrere Male. Beugen Sie anschließend den Arm etwas tiefer und wiederholen Sie die kleinen Beuge- und Streckbewegungen in dieser Position. Wiederholen Sie dies in vier bis sechs Beugepositionen.

c) Wiederholen Sie die Übungen a) und b) mit hochgehobenem Becken (nur Fortgeschrittene).

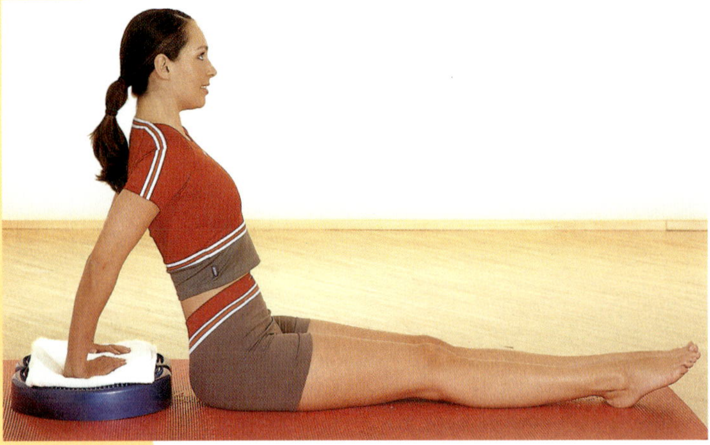

Trainingshinweis

Drücken Sie den Brustkorb so weit wie möglich nach oben und ziehen Sie das Schulterblatt nach unten. Die Schulter sollte während der gesamten Übung so weit wie möglich vom Ohr entfernt bleiben!

Übung 7: Liegestütz mit Abfedern

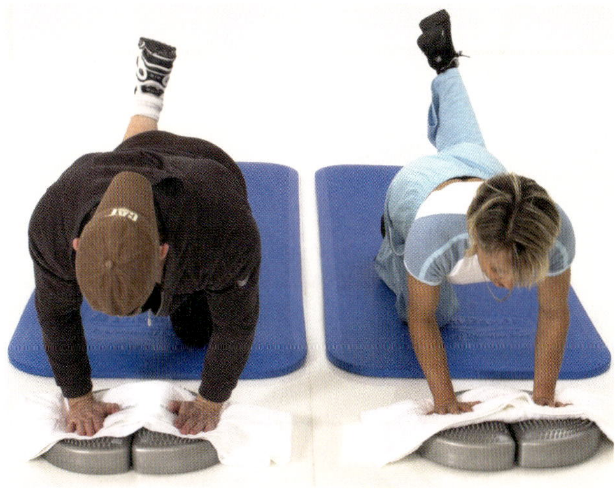

Sollten Sie Knieprobleme haben, legen Sie sich ein zusammengerolltes Handtuch oder eine Matte unter die Knie, um Druckschmerzen zu vermeiden. Da dies eine so genannte »exzentrische« Muskelkontraktion ist, d.h. die arbeitende Muskulatur wird gleichzeitig gedehnt und gekräftigt, kann die Übung heftigen Muskelkater verursachen. Fangen Sie deshalb nur mit wenigen Wiederholungen an (drei bis sechs) und steigern Sie allmählich die Wiederholungszahl.

Trainierte Muskulatur: Armstrecker

Atmen Sie beim Hochfedern ein und beim Heruntergehen aus.

Übungsausführung

Legen Sie ein Handtuch auf den Aero-step und knien Sie sich ca. eine Armlänge vor den Aero-step.

Legen Sie beide Hände auf den Aero-step, beugen Sie die Arme und stoßen Sie sich mit kräftigem Abdruck vom Aero-step nach oben weg. Lassen Sie sich anschließend nach vorne fallen und stoßen Sie sich erneut ab. Fortgeschrittene: Knien Sie sich nur auf ein Knie und heben Sie das andere Bein nach hinten oben.

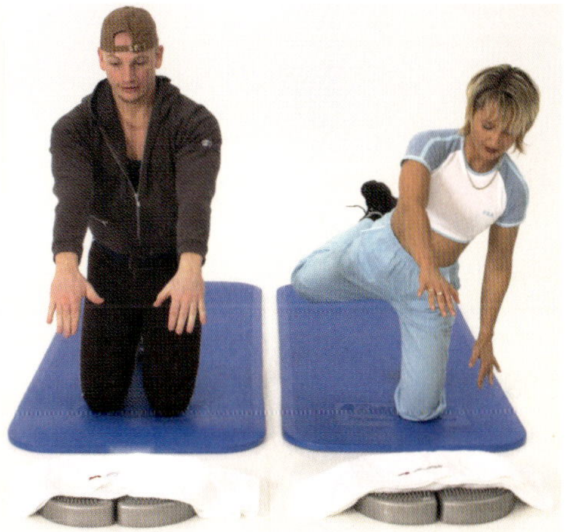

Trainingshinweis

Achten Sie darauf, dass die Hände leicht nach innen gedreht werden und dass die Ellbogen in einer leichten Beugeposition bleiben (nicht mit gestreckten Ellbogen landen!)

Übung 8: Triceps-Kicks über Kopf

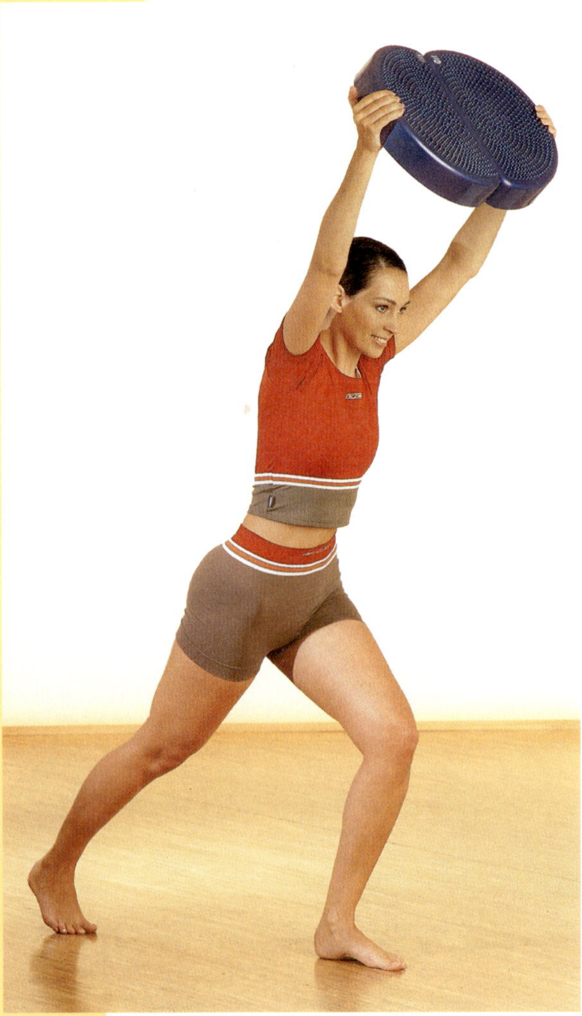

Halten Sie bei dieser Übung den Rücken gerade und spannen Sie bewusst Ihre Bauchmuskulatur an. Ziehen Sie die Schultern betont nach unten.

Trainierte Muskulatur: Armstrecker

Übungsausführung

Nehmen Sie den Aero-step in beide Hände und machen Sie einen weiten Ausfallschritt mit dem rechten oder linken Bein nach vorne. Neigen Sie den Oberkörper mit gestrecktem Rücken leicht nach vorne und heben Sie den Aero-step mit gestreckten Armen über Kopf.

Fixieren Sie die Oberarme in der Diagonal-Hochhalte. Beugen Sie die Unterarme und ziehen Sie dabei den Aero-step hinter den Kopf.

Strecken Sie die Arme wieder nach oben, wobei die Oberarme in derselben Position bleiben.

Ziehen Sie die Schultern bewusst nach unten, um nicht in der Hals-Nacken-Muskulatur zu verkrampfen.

Übung 9: Liegestütz

Es ist empfehlenswert, zunächst mit dem »Damenliegestütz« zu beginnen, d.h. die Unterschenkel werden überkreuzt und man stützt den Rumpf mit den Knien ab. Das Becken wird dabei so weit nach vorne geschoben, dass der Rumpf von den Schultern bis zu den Knien eine Diagonale bildet. Fortgeschrittene führen dann rich-

tige Liegestütze durch, indem das Gewicht nur auf den Füßen und den Händen lagert und der Rumpf gerade gehalten wird.
Trainierte Muskulatur: Armstrecker, Brustmuskeln

Trainingshinweis
Drehen Sie die Hände leicht nach innen, um eine Überstreckung der Ellbogen zu vermeiden. Fixieren Sie die Schulterblätter am Rumpf und ziehen Sie die Schultern nach hinten.

Übungsausführung

Legen Sie ein Handtuch auf den Aero-step und knien Sie sich mit überkreuzten Unterschenkeln vor den Aero-step. Die rechte Hand liegt auf dem Aero-step, die linke Hand liegt auf dem Boden.

a) Schieben Sie nun die Hüfte so weit nach vorne, dass der Körper von den Schultern bis zu den Knien eine Diagonale bildet. Beugen Sie beide Arme so tief wie möglich und strecken Sie sie anschließend wieder.
b) Wechseln Sie nach mehreren Wiederholungen die Seite, sodass nun die linke Hand auf dem Aero-step und die rechte Hand auf dem Boden liegt, und wiederholen Sie die Übung.
c) Wiederholen Sie die Übung, indem Sie auf zwei bzw. vier Zählzeiten die Arme beugen und strecken (Zählrhythmus: tief-tief, hoch-hoch, bzw. tief-tief-tief-tief, hoch-hoch-hoch-hoch).

Fortschrittene: Führen Sie die Übungen a) bis c) im richtigen Liegestütz durch.

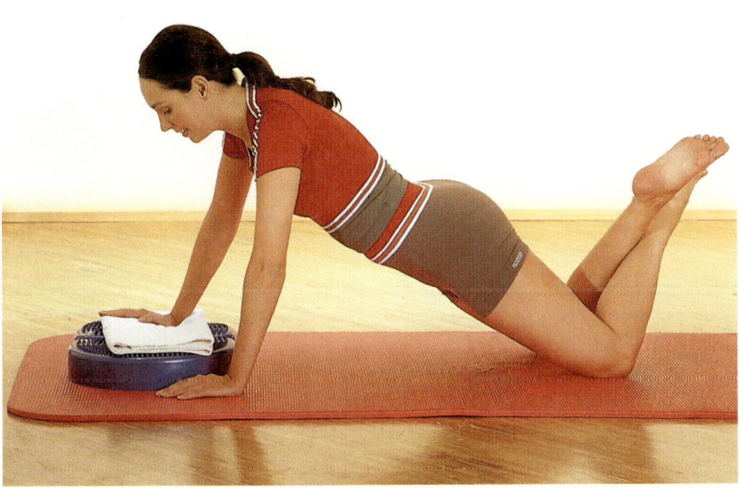

Führen Sie die Liegestütz-Übungen immer auch auf festem Boden durch – so optimieren Sie Ihren Trainingserfolg.

Übung 10: Liegestütz eng und weit

Es ist empfehlenswert, zunächst mit dem »Damenliegestütz« zu beginnen, d.h. die Unterschenkel werden überkreuzt und man stützt den Rumpf mit den Knien ab.

Das Becken wird dabei so weit nach vorne geschoben, dass der Rumpf von den Schultern bis zu den Knien eine Diagonale bildet. Fortgeschrittene führen dann richtige Liegestütze durch, indem das Gewicht nur auf den Füßen und den Händen lagert und der Rumpf gerade gehalten wird.

Trainierte Muskulatur: Armstrecker, Brustmuskeln

Übungsausführung

Legen Sie ein Handtuch auf den Aero-step und knien Sie sich mit überkreuzten Unterschenkeln vor den Aero-step. Legen Sie beide Hände auf den Aero-step. Schieben Sie nun die Hüfte so weit nach vorne, dass der Körper von den Schultern bis zu den Knien eine Diagonale bildet.

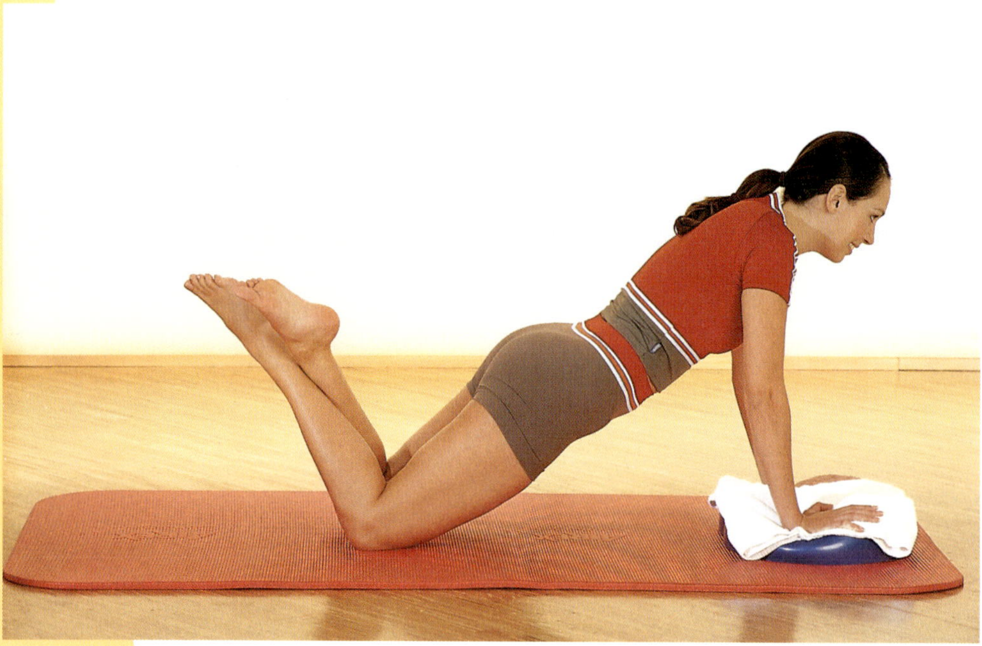

a) Beugen Sie beide Arme so tief wie möglich und strecken Sie sie anschließend wieder.
b) Legen Sie dann beide Hände neben den Aero-step auf den Boden und wiederholen Sie die Übung.
c) Wiederholen Sie die Übung, indem Sie auf zwei bzw. vier Zählzeiten die Arme beugen und strecken (Zählrhythmus: tief-tief, hoch-hoch, bzw. tief-tief-tief-tief, hoch-hoch-hoch-hoch).

Fortgeschrittene: Führen Sie die Übungen a) bis c) im richtigen Liegestütz durch.

Arbeiten Sie bewusst dagegen an, beim Liegestütz den Rücken durchhängen zu lassen. Die Bauchdecke darf nicht tiefer abgesenkt werden als die Schultern, sonst wird die Lendenwirbelsäule zu sehr strapaziert.

Trainingshinweis

Drehen Sie die Hände leicht nach innen, um eine Überstreckung der Ellbogen zu vermeiden. Fixieren Sie die Schulterblätter am Rumpf und ziehen Sie die Schultern nach hinten.

Affirmationen für die Arme

- Mit meinen Armen und Händen begreife ich die Welt.
- Meine Arme sind schön und straff.
- Mit meinen Armen umarme ich die ganze Welt.
- Meine Arme sind stark und liebevoll.
- Mit meinen Arme stütze ich mich ab.
- Meine Arme sind schlank und kräftig.

Meine persönliche Affirmation:

Spezialtipp

Atmen Sie immer dann aus, wenn es richtig anstrengend wird. Halten Sie die Luft nicht an – spüren Sie, wie Sie mit der Atmung Energie gewinnen.

Und so geht es weiter

Sie haben sich jetzt Ihr erstes Übungsprogramm zusammengestellt, vermutlich mit dem Schwerpunkt, der Sie am meisten interessiert. Führen Sie diesen Schwerpunkt nun über einige Wochen durch und erhöhen Sie dabei systematisch die Übungswiederholungen bzw. die Übungszeit. Denken Sie daran, diese Daten in Ihr Übungsprotokoll einzutragen.

Sie können diesen Schwerpunkt auch noch weitere Wochen durchführen. Sie sollten dann aber auf jeden Fall die Übungen wechseln, um neue Reize für andere Muskelfasern zu setzen.

Es ist jedoch sehr sinnvoll, nach einigen Wochen den Übungsschwerpunkt zu wechseln, um ein harmonisches Ganzkörpertraining anzupeilen.

Die Intensität steigern

Sollten Ihnen die Übungen nach und nach immer leichter fallen, können Sie durch Hinzunahme von Hanteln oder Gewichtsmanschetten die Programme intensiver gestalten. Sie können auch durch Temposteigerungen die Übungen intensivieren, allerdings sollten Sie dabei darauf achten, dass die Bewegungsausführung nicht durch die Geschwindigkeit leidet bzw. dass Sie sich nicht durch hastige und unkontrollierte Bewegungen selbst gefährden.

Prima, wenn Ihr Aero-step-Training zur Routine geworden ist – aber macht es Ihnen auch noch Spaß? Wenn Sie wie ein Hamster im Laufrad immer den gleichen Bewegungszyklus absolvieren, wird es höchste Zeit, den Übungsplan umzustellen. Das erhält die Motivation und trainiert neue Muskelgruppen.

Abwechslung durch Variationen

Die in diesem Buch vorgestellten Übungen lassen sich auf vielfältige Art und Weise kombinieren, sodass Sie immer wieder neue Trainingsprogramme erstellen können.

Im Prinzip können Sie mit diesen Übungen mindestens zehn unterschiedliche Trainingsprogramme zusammenstellen, ohne auch nur eine einzige Übung wiederholen zu müssen, d.h. für Abwechslung ist gesorgt. Theoretisch können Sie – falls Sie jedes Programm jeweils vier Wochen durchführen – 40 Wochen lang sehr abwechslungsreich üben.

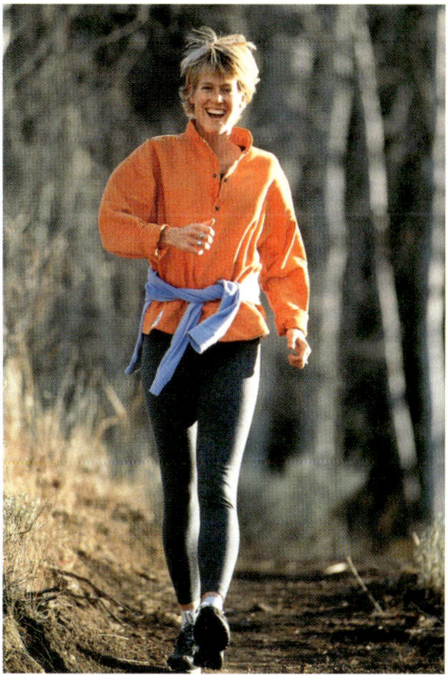

Den wirklichen Erfolg Ihres Trainingsprogramms können Sie am besten daran erkennen, dass Sie nach einiger Zeit ein bestimmtes Trainingsprogramm nochmals wiederholen, um dann zu sehen, wie viele Wiederholungen Sie jetzt mehr schaffen bzw. wie lange Sie eine Übung jetzt länger halten können. Dieser Vorher-nachher-Effekt wirkt ungemein motivierend, weil sich so Leistungssteigerungen eindeutig belegen lassen.

Öfter Bewegung an frischer Luft

Ergänzend zu dem Training auf dem Aero-step sollten Sie sich auf jeden Fall mindestens zwei- bis dreimal pro Woche eine Stunde Zeit für einen flotten Spaziergang nehmen (walking) oder ein leichtes Lauftraining über 30 Minuten durchführen (jogging). Trainieren an der frischen Luft und in der freien Natur ist besonders wohltuend und anregend in vielerlei Hinsicht: Die Sinne werden geschärft, weil Sie viele Farben und Gerüche wahrnehmen, Sie atmen tiefer ein und aus und die Haut wird durch die Wettereinflüsse stimuliert. Außerdem kann man in der Natur die Seele richtig schön baumeln lassen und Abstand vom üblichen Alltagsstress gewinnen.

Frische Luft zu tanken und Natureindrücke auf sich wirken lassen – das kann das beste Indoor-Training nicht ersetzen. Mit der auf dem Aero-step gewonnenen erhöhten Beweglichkeit und Muskelausdauer machen aber auch Walking, Wandern oder Radfahren wieder viel mehr Spaß.

Bei der Stange bleiben

Wenn Sie Ihr Training noch effektiver gestalten wollen, sollten Sie den Rat eines Profis einholen, z. B. in einer professionellen Fitness-Anlage mit einer guten Geräteausstattung. Gerade für die Problemzonen gibt es dort viele Spezialmaschinen, an denen sich die Muskulatur hervorragend trainieren lässt.

Am wichtigsten jedoch für Ihren persönlichen Erfolg ist Ihr Durchhaltevermögen und die immer wieder neu zu festigende positive innere Einstellung zu sich selbst. Denken Sie sich schön, schlank und erfolgreich, jeden Tag ein bisschen mehr!

Literatur

Asgodom, S.: Balancing. Düsseldorf 1992

Bailey, C.: Fit oder fett? Derendingen 1992

Carroll, S./ T. Smith: Body & Life. München 1996

Cooper, K.: Gesundheitsfaktor Ernährung. München 1998

Eccles, J.C.: Das Gehirn des Menschen. Weyarn 2000

Geiss, K.-R./M. Hamm: Handbuch Sportlerernährung. Reinbek 1992

Gimbel, B./ E. Kalkbrenner: Handbuch Körpermanagement. Reinbek 1994

Gottschall, C./ S. Heilig: Trainingsbuch Fatburner. Reinbek 2000

Grosser, M./ S. Starischka: Das neue Konditionstraining. München – Wien – Zürich 1998

Hay, L.: Gesundheit für Körper und Seele. München 2001

Kahle, W.: Taschenatlas der Anatomie: Nervensystem und Sinnesorgane. Stuttgart – New York, 7. Aufl. 2000

Kleine, W./Hautzinger, M.: Sport und psychisches Wohlbefinden. Aachen 1990

Konopka, P.: Sporternährung. München 1998

Kosel, A.: Schulung der Bewegungskoordination. Schorndorf 1998

Krempel, O.: Anti-Cellulite-Training. Reinbek 1994

Krempel,.O.: Fit über 50. Reinbek 1996

Laser, T.: Muskelschmerz. Stuttgart 1999

Letuwnik, S./ J. Freiwald: Bodytrainer für Männer. Reinbek 1995

Lindemann, H.: Autogenes Training. München 1991

Lindesmann, H.: Überleben im Stress. München 1995

Löhr, J./M. Spitzbart/U. Pramann: Mehr Energie fürs Leben. München-Hamburg 2000

Marquard, H.: Reflexzonenarbeit am Fuß. Heidelberg 1987

Mehner, H.: Der Mensch ist so gesund wie sein Stoffwechsel. Augsburg, 1999

Powter, Susan: Ohne Diät geht´s auch. München 1995

Schäffler, A./ Schmidt, S.: Mensch – Körper – Krankheit. Bad Homburg 1998

Schonert-Hirtz, S.: Der Brigitte Streß-Ratgeber für Frauen. München 1995

Wagner, F.: Reflexzonenmassage für jeden. München 1987

Register

Die Autorin
Otti Krempel, Diplomsportlehrerin und staatlich geprüfte Gymnastiklehrerin, arbeitet seit vielen Jahren als Referentin für die Fachgebiete Fitness, Gesundheitssport, Gymnastik und Tanz. Sie ist Autorin mehrerer Fitnessbücher.

Wichtiger Hinweis
Die im Buch veröffentlichten Ratschläge wurden mit größter Sorgfalt von Verfasserin und Verlag erarbeitet und geprüft. Eine Garantie kann jedoch nicht übernommen werden. Ebenso ist eine Haftung der Verfasserin bzw. des Verlages und seiner Beauftragten für Personen-, Sach- oder Vermögensschäden ausgeschlossen.

Bildnachweis
Umschlagfoto: Dominik Parzinger
Fotos:
Corbis Stock Market/Jose Luis Pelaez Inc. S. 17;
IFA/International Stock S. 125;
Jump/Kristiane Vey S. 5, 14, 20, 22;
Mauritius/age S. 8;
Dominik Parzinger S. 37;
PhotoDisc S. 18, 30, 53, 77;
The Image Bank/Elyse Lewin S. 40/Ross M Horowitz S. 65;
Zefa/Masterfile S. 34;
alle übrigen: Otto Krempel

Impressum

Die Deutsche Bibliothek – CIP-Einheitsaufnahme
Ein Titeldatensatz für diese Publikation ist bei der Deutschen Bibliothek erhältlich.

Midena Verlag, München

Projektleitung: Franz Leipold
Redaktion: Dr. Marion Onodi, Planegg
Herstellung: Karin Kristen
Bildredaktion: Sylvie Busche (Ltg.), Kirsten Dieckerhoff
Grafiken: Klaus Dursch, Fürth
Umschlagkonzeption: Kontrapunkt, Kopenhagen
Satz: Wollinsky & Partner, München
Printed in Italy

ISBN 3-310-00773-1